21년간 류마티스 관절염을 앓았던 사람의 저서

염(炎)을 잡아야 류마티스 (퇴행성) 관절염이 낫는다

김해용 지음

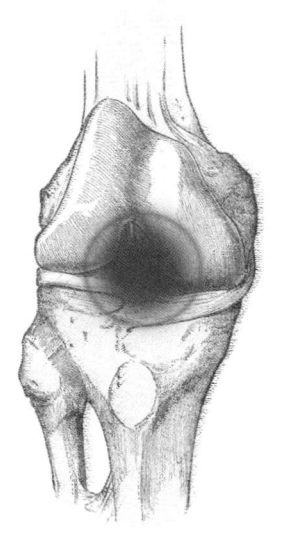

식물의 껍질에는 미량영양소가 풍부히 들어 있고 세균이나 산화물질에도 잘 견딜 수 있도록 되어 있다. 현재 많이 발생하고 있는 암, 류마티스 관절염, 당뇨병 등은 이런 식물의 껍질을 먹지 않은 데서 오는 자연의 진노이다. 식물의 껍질을 버린 데서 류마티스 관절염이나 암이 왔다면 또한 껍질로 치유할 수 있다.

도서출판 두리원

염(炎)을 잡아야 류마티스 (퇴행성) 관절염이 낫는다

머리말

　이 세상에서 가장 무서운 것은 화학무기도 원자폭탄도 아닌 인간의 집념이라고 여겨진다.
　필자가 질병 때문에 재산과 건강까지 잃고, 외가가 있는 시골에 찾아갔을 때 마을에서는 망해서 들어온 예수쟁이(마을에는 기독교인이 없었음)라고 했다. 여기에서 벗어나 20년 안에는 마을의 부자가 되어보자고 결심했던 것이 16년 만에 이루어져 마을에서 부자 소리를 듣게 되었다. 그것도 질병 있는 몸으로….
　아비가 앓고 있는 류마티스 관절염을 둘째아들까지 앓게 되었을 때는 하늘이 노래지고, 땅이 꺼지는 기분이었다.
　20년 가까이 지병을 앓아오면서 병은 약으로 고치거나 의사가 고친다는 생각에서 한 발자국도 벗어나지 않았기 때문에 건강서적 한 권도 읽지 않았던 사람이다.
　자식까지 병을 앓게 되었을 때는 혹시 자식만은 고칠 수 있는 길이 있지 않을까 해서 그때부터 건강서적을 탐독하기 시작했다. 그것이 계기가 되어 자식의 병뿐만 아니라 본인의 병까지 고치게 되었다.
　이것을 활자화하는 것이 20년간 앓았던 질병에 대한 보상이라 여기고, 리포트 한 장 써보지 못한 사람이 3년의 각고 끝에 『건강으로 가는 길』이라는 책을 출간했다.
　관절염에 좋은 물질이 없을까? 하고 찾던 중에 몸을 덥게 하는 액티

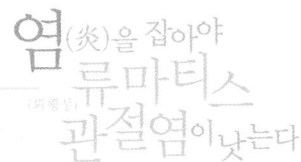

니딘(actinidin)이 다량 함유되어 있는 개다래(목천료(木天蓼))를 알게 되었고, 이로 인해 살던 집터에 식품제조회사까지 설립하게 되었다.

제조업체의 사장이 되어서도 '확실한 제품을 만들어내기 전까지는 어디에 찾아가서 팔아 달라고 애원도 하지 말고, 영업사원도 두지 말자. 그 대신 3대째 앓아왔던 류마티스 관절염에 좋은 제품을 만들기 위해 최선을 다하자!' 이것은 10년간 변치 않았던 한결같은 마음이었고, 흔들리지 않았던 결심이었다.

제조업체를 설립한 지 만 10년 만에 "류마티스 관절염은 염(炎, 염증)을 잡아야 나을 수 있다."라는 깨달음을 얻게 되었고, 그 이론을 정립하여 쓴 것이 이 책이다.

현재 많이 발생하고 있는 암, 류마티스·퇴행성관절염, 당뇨병 등은 식물의 껍질을 먹지 않은 데서 오는 자연의 진노임을 밝혔다. 식물의 껍질을 버린 데서 류마티스 관절염이나 암이 왔다면 또한 껍질로 치유할 수 있다는 이론이 성립된다.

여기에 맞춰서 개발해낸 기능성 식품이 '류마-21'이다. '류마'는 류마티스 관절염(Rheumatoid Arthritis)을 의미하고, '21'은 21년간 류마티스 관절염을 앓았던 사람이 개발했다는 뜻에서 붙여진 이름이다.

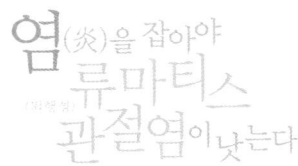

    이렇게 되기까지는 작은 집념이 있었기에 가능했지만, 여기에는 보이지 않는 하나님의 섭리가 있었던 것을 고백하지 않을 수 없다.

    관절염에 대한 자료를 보내주신 몇 분의 교수님들께도 그 고마움을 오랫동안 간직할 것이다.

    원고 정리와 교정에 힘써준 車蓮和 양에게는 더 깊은 고마움을 가지며, 편집과 인쇄에 힘써준 출판 관계자분들께도 감사를 드린다.

1997년 12월 26일

저자 김 해 용 金海湧

개정판을 내면서

한 업종에서 30년 넘게 운영해 온다는 것은 그리 쉽지 않은 일이다. 그중에서도 건강식품업은 더욱 심한 편이다. 수백 년이나 갈 것같이 떠들썩하던 업체도 몇 년을 버티지 못하고 사라지는 경우도 많았다.

1987년도에 허가를 받고 제조업을 하게 된 두리원이 지금까지 건재할 수 있었던 것은 『염(炎)을 잡아야 류마티스 관절염이 낫는다』는 이 책 덕분이다. 이 책은 이론만 있는 책이 아니고, 여기에는 이론과 진솔한 삶의 체험이 함께 쓰여 있기 때문에 가슴에 더 와닿는 것 같다.

책을 보신 분들 가운데는 "자신과 아픈 증세가 너무 흡사하여 아파 본 사람이 아니고서는 도저히 쓸 수 없는 책이었다."라고 하신 분들도 많았다.

"다리가 무거울 때는 다리에 추를 달아둔 것같이 무거워서 몇 발자국 걷는 것도 귀찮을 정도였다."고 했더니, 어느 독자는 "땅에서 잡아당기는 것 같아 걷기가 힘들었다."고 했는데 이 표현이 더 적절하다고 여겨진다.

많은 사람들로부터 좋은 책을 썼다는 이야기를 들었지만 모두가 지나가는 인사치레의 말로만 들렸다. 그러나 류마티스 관절염을 앓고 있는 의사로부터 "대단한 책을 썼다."는 말을 들었을 때는 가슴 깊이 뿌듯함을 느끼기도 했다.

신문에 나온 기사나 인터넷에서 얻은 지식으로 이 책을 썼다면 그런 이야기는 듣지 못했을 것이다. 70년대까지만 해도 보기 어려웠던 류마티스 환자가 급격히 많아진 것은 토양이 나빠진 것이 첫째 원인이고, 두 번째는 생명이 되는 귀한 영양소는 모두 껍질에 있는데 이것을 알뜰히 버리고 먹는 데에서 왔다고 한 것이 다른 책과 구별되었던 것이다.

이 책을 다시 읽었을 때 하나님께서 지혜를 주시지 않았다면 도저히 쓰지 못했을 것이란 생각을 다시금 하게 되었다.

다윗이 곤궁에 처했을 때 "여호와여 어느 때까지니이까 나를 영원히 잊으시나이까(시편 13:1)" 하고 푸념 같은 원망을 하나님께 했듯이, 필자 역시 그런 원망을 수없이 했지만 지나고 보니 모두가 하나님의 은혜였다.

하나님께서는 먼저 고난의 연단을 시킨 뒤에 정금같이 사용한다고 했다. 필자에게 그러한 연단이 있었기에 이런 책을 쓸 수 있었다.

건강기능식품 원료 도매회사의 어느 사장으로부터 "관절염에 관심 가진 업체는 모두 김 선생의 저서와 제품에 관심을 갖고 연구하더라."는 이야기를 들었을 때 필자의 책이 많은 사람들에게 영향을 주었다는 것을 알 수 있었다.

초판을 낸 지 만 23년 만에 개정판(개정3판)을 내게 되었다. 그동

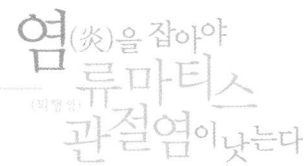

  안 수만 부가 나갈 수 있었던 것은 책을 구입해 아픈 사람들에게 선물한 분들도 많았기 때문이다.

  이번 개정판에서는 관절염에 관한 연구논문 자료들을 더 보완하여 출간하였다. 이 책은 관절염 환자들에게만 해당되는 것이 아니고, 여러 질환의 발병과정에 관해서도 설명해두었기 때문에 건강한 사람도 일독하면 반드시 도움이 될 것으로 여긴다.

  끝으로 편집과 교정에 수고해 준 김경철 과장, 표지 및 편집디자인에 힘써 준 김주영 디자이너에게도 감사의 뜻을 표한다.

2021년 11월 10일
저자 김 해 용 金海湧

목차

머리말   4
개정판을 내면서   7

1장 정백음식문화가 류마티스(퇴행성) 관절염 유발

1. 류마티스 관절염   17
2. 발병 원인은 있다   20
3. 류마티스의 어원   22
4. 토양의 병은 육체의 병   26
    1) 60년대의 류마티스 관절염   26
    2) 몸에도 퇴비가 필요   28
    3) 토양의 병은 육체의 병   30
    4) IMF 때 토양을 살리는 방법 제시   32
    5) 류마티스 환자 100만 명 시대   35
5. 단백질의 화(禍)   37
6. 미네랄의 결핍   41
7. 정백음식문화(精白飮食文化)   46

2장 류마티스 관절염

1. 뼈의 구조와 기능   49
2. 뼈가 약해지는 원인   51
3. 칼슘 섭취와 골다공증   53
4. 비만은 류마티스의 적   54
5. 입덧이 심하면 발병률이 높다   59

6. 영국과 대만은 관절염 발병률이 높다 62

3장 ▎류마티스(퇴행성) 관절염은 불치병이 아니다

1. 류마티스(퇴행성) 관절염은 불치병이 아니다 65
2. 기능성 식품과 의약품의 차이 67
3. 껍질 부족으로 온 병은 껍질로 치료 70
4. 해냈다! 72
5. 류마-21(Rheuma-21) 75
6. '류마-21'은 전립선 질환에도 효과 78
7. 피로를 만드는 염증이 만병의 근원 79
8. 피로회복, 체력증진에도 '류마-21' 82
9. 나의 결단이 옳았다 85

4장 ▎퇴행성관절염

1. 퇴행성관절염이란? 90
　1) 관절 92
　2) 관절의 구조 92
　3) 관절의 보호 93
2. 퇴행성관절염의 진행과 관절의 변화 93
3. 여성에게 많은 퇴행성관절염 95
4. 관절염과 운동 99

5장   38년 된 병자

1. 류마티스 관절염은 교원병   101
2. 류마티스 관절염 4기   103
3. 관절에 물은 왜 차는가?   110
4. 38년 된 병자   111
5. 고통이 너무 심하다   114
6. 발병 연령이 낮아지고 있다   115

6장   염(炎)을 잡아야 낫는다

1. 통증 부위는 있는 힘껏 밟아야   118
2. 염증을 잡아야 낫는다는 이론 정립   120
3. 연골의 염증   122
4. 염(炎)을 잡아야 낫는다   125

7장   류마티스는 갑자기 오지 않는다

1. 병은 갑자기 오지 않는다   129
2. 세포와 수명   131
3. 젖산물질과 집단유해물질   134
4. 포화지방산은 통증을 더 유발   137
5. 산성체질   138
6. 스트레스가 관절염 발병의 직접요인   144

8장 ▎류마티스 관절염과 합병증

1. 류마티스 관절염과 합병증   149
2. 부신피질호르몬제   154
3. 류마티스 관절염과 대체의학   156
4. 류마티스 관절염의 이설(異說)   160
5. 만성관절염과 식이요법   163

9장 ▎기타질환

1. 디스크는 관절염보다 빨리 낫는다   164
2. 통풍(痛風)   166
3. 루푸스(Lupus)   169
4. 섬유조직염(섬유근육통·섬유근통증후군)   173
    1) 70년대에는 없던 병   173
    2) 섬유조직염의 특징   175
    3) 미네랄 부족이 근본원인   175
    4) 불면증, 우울증이 잘 온다   177
5. 만성피로증후군(慢性疲勞症候群)   178
6. 류마티스와 유사한 통증질환   181

10장 ▎만병을 유발하는 활성산소

1. 만병을 유발하는 활성산소   186
2. 활성산소를 제거하는 항산화식품   188

1) 유기농산물	188
2) 일조량을 많이 받은 채소와 과일	188
3) 발효식품의 항산화기능	189
4) 최고의 항산화식품은 껍질	190
3. 활성산소가 가장 나쁘게 하는 것은 세포막	193
4. 과식이 활성산소 유발	193
5. 활성산소	194

11장 ▎대체의학과 기능성 물질

1. 미국에서 주목받는 대체의학	196
2. 분자교정의학(分子矯正醫學)	199
3. 화분(Bee Pollen)	202
4. 화분은 인류에게 준 최고의 선물	206
5. 프로폴리스(Propolis)	209
1) 벌통 안에 세균이 없는 이유	209
2) 주목받기 시작한 프로폴리스	211
3) 확실한 항암효과	212
4) 다양한 질환에 효과	214

12장 ▎염증(炎症)을 잡아주는 물질

1. 개다래(목천료(木天蓼))	216
1) 류마티스 관절염에 좋은 물질이 없을까?	216
2) 개다래의 효능	219

2. 어성초(魚腥草) ··· 222
3. 키토산(Chitosan) ··· 225
   1) 키틴 · 키토산 시장동향 ·· 226
   2) 흡수율을 높인 키토올리고당 ··· 228
   3) 키토올리고당의 기능성 ··· 228
4. 상어연골(Shark Cartilage) ··· 232

13장 명현반응

1. 명현반응(瞑眩反應)이란? ·· 234
2. 명현반응과 오인 ·· 237
   1) 명현반응 ··· 237
   2) 명현반응은 증세에 따라 반복 ·· 238

14장 체험기

1. 필자의 류마티스 관절염 투병기 ··· 241
2. 류마티스 관절염 체험기 ·· 250
3. 잠을 이룰 수 없던 고통에서 해방 ·· 252
4. 이 아픔의 고통에서 ··· 254
5. 류마티스 관절염에서 낫게 되다 ·· 258

◆ 참고문헌 ··· 262

1 정백음식문화가
류마티스(퇴행성) 관절염 유발

1. 류마티스 관절염

　우리나라에서 류마티스 관절염 환자가 많지 않았던 70년대 이전에는 습도가 높은 온대 지방에서 많이 발생하는 병으로 생각했으나, 지금은 전 세계적으로 류마티스 관절염 환자가 급증하고 있다. 미국의 류마티스 관절염 환자수는 210만 명으로 추정되며(2006년, 미국 관절염재단), 우리나라도 전체 인구의 1~2%가 이 병으로 고생할 정도로 환자수가 급격히 늘어났다. 이 속도는 대다수 국가의 경제성장 속도보다도 빨랐고, 우리나라 경제를 크게 발전시켰던 60~70년대의 경제성장 속도보다도 몇 배나 빠르게 증가했다.
　80년대 이전까지만 해도 류마티스 관절염이라는 병명을 들어본 사람은 극소수에 지나지 않았다. 필자가 20년간 앓아오면서 만난 환자는 불과 몇 사람에 지나지 않았는데, 지금은 발병률이 급속도로 높아져 가족 중에 이 병을 앓는 사람이 없으면 친척 중에 있고, 도시의 큰 학교에서는 선생님들 가운데 이 병으로 고생하는 분이 몇 명은 있을 정도다. 초등학생만 되어도 류마티스 관절염 하면 "관절의 뼈가 아프고, 심하면 뼈가 튀어나오는 병"이라고 서슴없이 말한다.

30여 년 전만 해도 시골에서 4, 50대의 중년층이 다리가 아프다거나 허리가 아프다고 하면, 어른으로부터 "80대인 나도 안 아픈데, 젊은 녀석이 무슨 다리가 아프고 허리가 아프냐." 하면서 핀잔을 들었다. 그러나 지금의 농촌은 50세가 넘으면 팔, 다리 아픈 것이 일반적이어서 안 아프면 도리어 이상할 정도다. 봄만 되면 농사일하는 것이 두렵다고 말하는 사람이 많다.

이렇게 많아진 류마티스 관절염의 초기 증세는 몸이 무겁고, 일에 의욕이 떨어지면서, 자신도 모르게 신경질을 잘 내게 된다. 이런 증세가 몇 달 지속되면 손가락의 관절이나 손목관절, 아니면 무릎관절이 아프고 몸이 무거워져서 아침에 일어나는 것도 힘이 든다.

손가락에 왔을 때는 손이 부은 듯이 뻐근하고 잘 펴지지도 않는다. 몇 번 오므렸다 폈다 하면 잠시 후에 풀리지만, 일어나서 움직이는 것이 힘들다. 오전 10시~11시 이후에는 몸이 좀 가벼워지는데 이것은 밤새 축적된 독소가 소변과 땀, 호흡기를 통해 배출되었기 때문이다.

류마티스 관절염은 양쪽으로 온 뒤 다른 관절로 이어지는데 심하면 턱관절까지 와서 음식 씹기도 어려워진다. 무릎관절이 아플 때는 그래도 활동을 좀 할 수 있지만, 허벅지 위의 고관절(股關節)이 아프면 움직이는 것조차 힘들어 화장실에 가는 것도 힘겨워진다. 류마티스 관절염은 사지(四肢)의 관절이나 척추 등 어느 관절에나 다 올 수 있지만, 75% 정도는 손가락, 손목, 발목 등의 관절에 잘 오고, 다른 관절로 확대될 때는 전신관절로 이어지기도 한다.

　60년대 초 필자가 아플 때는 병원에서 움직이지 말고 안정을 취하는 것이 최선의 방법이라고 했다. 그러나 80년대 이후부터는 통증이 있다고 해서 움직이지 않으면 관절이 점점 굳어진다고 알려지면서 무리하지 않는 범위에서 운동을 하도록 권하고 있다.

　음식을 씹을 때 입안에서 타액이 나오듯이 관절도 움직일 때 기계의 윤활유 같은 역할을 하는 활액(滑液, synovia)이 활막(滑膜, synovium)에서 분비되어 관절을 잘 움직일 수 있도록 부드럽게 해준다. 관절에 활액이 적으면 연골의 파괴가 급격히 이루어지고, 심하면 관절까지 굳어진다.

　류마티스 관절염은 관절이 굳어지지 않으면 고칠 수 있는 병이지만, 한번 굳어진 관절은 정상적으로 돌아오기는 어렵다.

　두 곳 이상의 관절이 아프고 때로는 붓기도 하는 류마티스 관절염은 앓아 본 자만이 알 수 있을 정도로 너무나 고통스러운 병이다. 한의학에서는 류마티스 관절염을 '백호역절풍(白虎歷節風)'이라 했다. 이것은 마치 흰 호랑이가 관절을 깨무는 것처럼 통증이 심하다는 뜻에서 붙여진 이름인데 아주 적절한 표현이다. 필자가 심하게 아팠을 때는 자귀로 관절의 뼈를 깎아내는 것같이 아팠다. '이렇게 아플 바에야 차라리 무릎관절 위를 절단하는 것이 낫지 않을까?' 하는 생각까지 했지만, 손목, 팔꿈치까지 아프게 되자 그런 생각조차 할 수 없었다.

　주로 발병하는 연령대는 30~50대이다. 전체 환자의 5%가 16세 이하에서 오고, 50대 이상에서 오는 것이 15%를 차지한다. 그리고 여성이 남성보다는 발병률이 3배 정도가 높아서 류마티스 관절염은 여성의 병이라고 말하는 의학자도 있다.

　류마티스 관절염은 퇴행성관절염과 다소 구분하기 어려운 점도 있지만, 퇴행성관절염은 무릎관절이나 고관절에 잘 오고, 류마티스 관절염은 전신이나 다발성으로 오는 것이 특징이다. 또한, 퇴행성관절염은 가만히 있으면 아프지 않지만, 류마티스 관절염은 가만히 있어도 아프고, 피곤이 너무 심하다. 다리가 아프면 다리에 추를 단 것 같이 무겁고, 어깨가 아프면 바위를 얹은 것 같이 무겁다. 그래서 서 있으면 앉고 싶고, 앉으면 눕고 싶은 것이 류마티스 관절염이다.

2. 발병 원인은 있다

　류마티스 관절염은 발병 원인을 찾지 못하기 때문에 획기적인 치료법이 없다고 한다. 그러나 예전에 없던 관절염이 30여 년 사이에 급격히 증가한 과정을 잘 살펴보면 그 발병 원인을 찾을 수 있다.

　70년대 이전만 해도 우리의 먹거리는 1차 식품인 껍질음식이었다. 닭이 마음껏 활개치고 다니면서 모이를 쪼아 먹었던 것과 같이 우리의 먹거리도 모두 그런 음식이었기 때문에 세포막이 강했고, 우리의 몸을 지탱하고 있는 뼈도 글자 그대로 강골(強骨)이었다.

　우리의 생활이 어려울 때는 맛이나 영양가보다는 배 채우는 데 더 급급해서 껍질째로 먹었다. 그것이 결국 세포막을 강화시키는 원동력이 되었고, 활성산소(유해산소)나 대사과정에서 나오는 유해물질에도 끄떡없이 견딜 수 있는 세포막이 되었기 때문에 관절염이 없었다.

세포막의 성분 가운데 단백질과 지질이 많다 해서 전부 그것으로 형성된 것은 아니다. 그것을 단단하게 할 수 있는 미네랄의 수도 수십 가지 이상으로 형성되어 있다. 우리 몸에 있는 미네랄 중에 80%가 칼슘이기 때문에 칼슘만 공급하면 미네랄의 문제는 해결되는 것으로 알고 있지만, 실제 필요로 하는 미량영양소를 공급할 때 균형이 깨어지지 않는다.

우유에는 양질의 단백질이 들어 있고, 또한 '칼슘의 보고'라 할 정도로 칼슘성분이 많다. 그런데 그 우유를 많이 마시고, 거기에 칼슘 보충제까지 먹는 미국인이 세계에서 류마티스 관절염과 퇴행성관절염, 섬유조직염 환자가 제일 많다. 이것은 많이 필요로 하는 영양소에만 치중하고 극소량으로 필요로 하는 영양소는 경시하는 데서 온 결과이다.

식물의 껍질은 그 식물의 세포막을 가장 튼튼하게 할 수 있는 최고의 처방물질이다. 미국 사람들이 버리고 있는 밀의 껍질(밀기울)은 미국인의 세포막을 가장 튼튼하게 할 수 있는 물질이고, 우리에게는 쌀의 속껍질(미강(米糠))과 밭에서 생산되는 잡곡류의 껍질이 그러하다. 그러나 콩, 팥, 조, 기장 같은 밭에서 나는 잡곡은 갈수록 재배면적이 감소하여 수확량이 줄어든 지 이미 오래다.

과일 껍질도 모두 농약 덩어리로 여겨 이것도 알뜰히 깎아 버리고 먹는다. 그러나 과일의 껍질에는 우리가 우려하는 만큼의 농약이 남아 있지 않고, 극미량이 잔류하더라도 물 또는 과일용 세척제로 씻으면 대부분 제거되는데도 껍질을 제거하고 먹는 것에 익숙해져서 농약 잔류량이 적은 오이의 연한 껍질마저 알뜰히 깎아서 먹는다.

이러한 우리의 식생활이 세포막을 약하게 만들었고, 이로 인해 활성산소에도 쉽게 노출되므로 방어력도 약해져 있다. 세포막을 침투한 독소는 세포 내에서 새로운 유해물질로 만들어진 것이 많은 세포에서 나온 것과 결합하여 큰 힘을 형성한 뒤 방어력이 약한 연골에 침입하여 염증을 일으킨 것이 류마티스 관절염이다.

이 원리는 '류마티스 관절염을 근본적으로 고칠 방법은 없을까?' 하고 자연의학을 연구한 지 15년 만에 터득하게 되었다.

경작하고 있는 토양에 퇴비를 넣고 수확하는 농사를 지었다면 이렇게 많은 류마티스 관절염이 발병되지 않았겠지만, 주지 않고 빼앗는 화학비료로 매년 농사를 짓다 보니 땅도 이제는 회복되기 어려울 정도로 중병에 걸려 있다. 그 결과가 류마티스와 많은 질병을 발병케 한 원인이다.

땅이 병들고 우리의 세포막이 약해졌기 때문에 류마티스 관절염 환자가 기하급수적으로 늘어난 것이다.

하늘이 노하면 천재지변이 오지만, 땅이 노하면 우리에게 질병을 가져다준다. 그중에서도 류마티스 관절염, 퇴행성관절염, 디스크 같은 척추·관절 질환이 더욱 그러하다.

3. 류마티스의 어원

류마티스 관절염이 미국에서는 50년대 이후부터 많아진 병이고, 우리나라에서는 80년대 중반부터 많아졌다. 지금에 와서는 국민의 1% 이상이 류마티스 관절염을 갖고 있다는 통계가 있고 보면 우리나라도 류마티스 관절염의 선진국이 되었다는 서글픈 생각마저 든다.

류마티스 관절염은 오늘날만이 아니라 고대에도 있었던 병이다. 그때는 하류층보다는 상류층이, 상류층 중에서도 왕족들 가운데 많았다.

1천 년 전에 죽었던 사람의 관절에도 류마티스 관절염의 흔적이 남아있었던 것을 보면 직립(直立)해서 생활하는 인간에게는 늘 발생할 수 있는 병이다.

류마티스 관절염(rheumatoid arthritis)이라는 병명의 어원은 헬라어 'Rheuma(류마)'에서 유래한 것으로, 이 말은 'rheo(흐르다)'와 'malakiva(질병, 병)'라는 단어의 합성어이다.

고대 그리스인들은 류마티스 관절염이 생기는 것은 몸에 독소가 흐르기 때문에 생기는 것이고, 그 독소가 관절에 부착되어 관절이 붓고 아프면서, 심할 때는 잠도 잘 수 없는 통증까지 느끼게 된다고 하여 이 병을 '흐르는 병'이라 하였다.

조선왕조실록을 보면 조선조 임금들의 질병에 관해 서술한 구절이 나온다. 그중에서 세조는 관절 통증을, 선조는 역절풍(歷節風, 류마티스 관절염)을 앓아 온천치료를 받았다고 한다. 게다가 세종 역시 관절염으로 고통을 겪었던 것으로 기록되어 있다. 조선조 임금들이 이처럼 많은 질병으로 고통받았던 것은 운동부족과 극심한 스트레스 거기에다 고지방·고칼로리 음식을 즐겨 먹은 것이 주요 원인이었다고 볼 수 있다.

이승만 대통령의 부인 프란체스카 여사는 이 대통령이 오래 서 있는 것을 몹시 싫어했다고 한다. 그 이유는 관절에 무리가 가서 류마티스 관절염에라도 걸릴까 하는 우려 때문이었다. 프란체스카 여사가 류마티스 관절염에 대해서 잘 알고 있었던 것은 친정가족 중에 누가 류마티스 관절염을 앓았거나 아니면 지인 중에 누가 앓았던 것이 아닌가 생각된다.

우리나라뿐 아니라 외국의 위인 중에도 관절염으로 고생한 분들이 많았다. 인상파 화가인 르누아르(P. A. Renoir)는 지병인 류마티스 관절염으로 오랫동안 고생하여 노년에는 손에 붓을 묶고 그림을 그릴 정도로 부자유스러운 몸이었고, 죽기 10년 전부터는 휠체어에 몸을 의지해야만 했다. 그 외 17세기 유명한 화가인 루벤스, 음악의 천재라 불리는 모차르트 역시 류마티스 관절염으로 고생했던 사람들이다.

류마티스 관절염은 다른 질병과 달리 얼굴에는 잘 나타나지 않아 중환자를 직접 대하지 않고서는 얼마나 무서운 병인지를 실감할 수 없는 병이다.

필자가 류마티스로 고생하고 있을 때 관절에 좋다는 고가(高價)의 외국약까지 특별 주문하여 수개월간 복용해 보았지만, 조금도 효과가 없었다. 평소 친절히 대해주던 간호사에게 "혹시 이 병은 영원히 못 고치는 병이 아닙니까?" 하고 물었더니 "저희도 선생님과 같은 환자를 잘 접해보지 못했어요. 그러나 현대의학은 계속 발달하고 있으니, 60년대에 못 고치는 병도 70년대 가면 쉽게 고칠 수 있는 약이 개발될 겁니다. 병에 대해 너무 속단하거나 좌절하지 마세요."라고 했다. 이것은 입에 발린 말이 아니라 진실된 말이었다. 50년대 못 고치던 결핵이 60년대 들어와서 고칠 수 있게 된 것이 이를 증명해 주었다.

10년 뒤에는 완치할 수 있는 치료제가 개발될 것으로 기대했으나 개발되지 않았다. 이 때문에 80년대 초에 들어와서 필자 스스로 연구하여 병을 고칠 수 있었지만, 처음부터 나을 거라는 기대는 하지 않았다. 다만, 단순히 증상이 좀 좋아지지 않을까 하는 생각에서 시작했던 것이다.

90년대 후반에 들어와서 류마티스 관절염의 발병 원인을 면역체계 이상으로 인한 '자가면역질환'으로 보고 있다. 이것을 쉽게 이야기하면 우리 몸속에서 세균과 같은 외부침입에 대하여 방어 역할을 하는 면역세포가 어느 시기에 쿠데타 같은 반역을 일으켜 관절을 보호하기 위해 활액을 분비하는 활막의 정상세포를 공격한다는 것이다. 거기에서 발생하는 염증이 연골이나 뼈를 파괴하면 류마티스 관절염이 되고, 근육에 이상을 줄 때는 섬유조직염, 척추에 왔을 때는 강직성 척추염이 된다는 것이 현대의학의 학설이다.

그러나 필자는 다른 견해를 갖고 있다. 면역체계에 이상을 일으키는 물질로는 우리 몸에서 영양전달을 하는 효소나 조직을 구성하는 단백질이 될 수 있지만, 반역물질인 자가항체(自家抗體)가 우리 몸에서 갑자기 그렇게 많이 생긴다는 그 자체가 의문이다.

우리 몸의 세포막이 약해지면 체액 속에 있던 활성산소(유해산소)나 젖산 같은 유해물질이 쉽게 세포막을 침투하게 된다. 세포 안으로 들어온 유해물질을 세포 안에서 처리하지 못할 때 새로운 유해물질을 만들어낸다.

세포 하나에서 발생한 독소는 아주 미세하지만, 60조의 세포에서 발생했을 때는 큰 힘을 갖고 집단적으로 형성하여 염증을 일으키게 된다. 이것이 류마티스를 유발할 수 있는 인자와 결합하여 관절에 모이면 류마티스 관절염이 되고, 근육에 모이면 섬유조직염이, 척추에 모이면 강직성 척추염이 된다. 이것이 또 암세포와 결합하면 암으로 확산되는 것이다.

필자의 이런 가설 속에서 연구 개발된 제품이 '류마-21(키토올리고당, 상어연골, 프로폴리스 등이 함유된 제품.)'이다.

역사의 흐름 속에는 가설이 때로는 정설(定說)이 되고, 정설이라 믿었던 것이 허설(虛說)로 밝혀지는 일들이 왕왕 있었다.

류마티스 관절염은 독소가 흐르는 병이라고 정의를 내린 고대인의 진단방법이 너무나 정확하지만, 고치는 방법은 제시하지 못했다. 그것은 자가독소에 의해 생긴 염증을 잡을 수 있는 물질을 찾지 못했기 때문이다. 남미를 지배하였던 잉카족이 해열제와 류마티스 치료제로 나무의 진액을 사용했다는 기록이 있지만, 이것만 단독으로 사용했을 때는 치료 효과에 다소 미흡한 점이 있다. 그러나 프로폴리스는 복합적으로 사용할 때 대단한 위력을 나타내는 물질이다.

4. 토양의 병은 육체의 병

1) 60년대의 류마티스 관절염

90년대에 들어와서 많아진 병이 암, 당뇨, 류마티스 관절염 등이지만, 60년대만 해도 이러한 질병은 우리에게 생소한 병이었다. 그 당시에 제일 무섭고 많았던 병이 결핵이었다. 한국인의 주요 사망원인을 살펴보면 50~60년대까지는 영양섭취의 부족으로 인한 폐렴, 결핵이 1위를 차지하였다. 이웃집에 가서 책상 위에 놓인 빈 약병이나 약 봉투만 보아도 '이 집에 누가 결핵이라도 앓지 않나?' 하는 의구심을 가지며 주시하던 때가 50~60년대다.

5.16 군사정변 소식을 필자가 병원 입원실에서 방송으로 들었으니

정확한 류마티스 관절염 발병 시기는 1961년 이른 봄이었다. 처음부터 관절에 먼저 통증이 온 것이 아니고, 양쪽 무릎 밑의 근육이 무겁고 저리면서 아프기 시작했다. 인근 병원에서 한 달간 치료를 받을 때는 병명도 나오지 않다가 통증이 무릎관절로 모이자 그제야 류마티스 관절염이라는 병명이 나왔다.

그 당시 제일 무서운 병은 결핵이었지만, 결핵이라는 말보다 폐병이라는 말이 더 통용되었다. 폐병에 걸리면 고치지 못하고 죽는 병으로 알았지만, 결핵균을 죽일 수 있는 스트렙토마이신(streptomycin)이 나오고부터 고칠 수 있게 되었다. 그러나 약값이 비싸서 경제적으로 어려운 집에서는 여전히 고치기 어려운 병이었다.

필자의 부친은 1940년 말에 결핵으로 돌아가셨고, 수년 뒤에는 삼촌까지 결핵으로 돌아가셨다. 형제가 결핵으로 돌아가신 것을 보면 현재 사망률이 높은 암보다 더 무서운 병이었다. 그러나 60년대 들어와서 치료만 잘하면 1년 이내에 고칠 수 있는 병이 되면서 결핵도 이제는 더 이상 두려운 병은 아니다.

의학의 발달로 결핵도 고칠 수 있게 되었는데 다리 아픈 병 정도는 쉽게 나을 것으로 생각했다. 그러나 발병 후 1~2년이 지나면서 알게 된 것은 발병 원인을 알아내지 못하므로 여기에 대한 특효약이 없다는 것과 이 병은 고치기 어려울 뿐만 아니라 쉽게 죽지도 않는 병임을 그제야 알게 되었다.

20년간 류마티스 관절염을 앓아오면서 같은 병으로 고생하는 사람은 단 네 사람밖에 보지 못했다. 병원에서 두 사람을 만났고, 한 사람은 이웃마을에 사는 40대 주부였다. 그 외에 한 사람이 우리 집 둘째 아들이다.

지금은 유명한 정형외과에 찾아가면 하루에 수십 명을 만날 수 있을 정도로 많아졌다. 류마티스 명의로 이름이 나 있는 대학병원 교수에게 진료를 한 번 받으려면 3~4년을 기다려야 했었고, 아들이 그 병원에 근무하고 있어 아들을 통해 진료받는 데도 1개월이 걸렸다고 하니 환자가 많아도 너무 많아졌다.

환자는 이렇게 많아졌지만 병은 잘 낫지 않다 보니 환자는 계속 늘어나면서 누적되고 있다. 이들 가운데 상당수는 고통 때문에 밤에 잠을 이루지 못하기도 한다. 필자 역시 이 병을 직접 앓았던 사람이다 보니 그 안타까움은 누구보다 더 크다.

2) 몸에도 퇴비가 필요

류마티스 관절염으로 20년 가까이 고생하고 있을 때 초등학교에 입학한 둘째 아들까지 류마티스 관절염을 앓는 불행을 당하게 되었다. '내 병은 오래되어서 고칠 수 없더라도 자식의 병만은 혹 고칠 수 있는 방법이 없을까?' 하는 생각에서 출발한 것이 자연의학을 연구하게 되었다.

그동안 건강서적 한 권 읽지 않았던 것은 병은 의사가 고치고 약으로 고친다는 고정관념이 너무 깊게 박혀 있었기 때문이었다.

20년간의 농촌생활과 농업전문서적 70여 권에서 얻은 농업지식, 100여 권의 건강서적에서 습득한 지식을 결부시켰을 때 '토양과 인체는 동일하다'는 것을 알게 되었다.

토양을 좋게 하는 것은 화학비료나 농약이 아니고 퇴비이다. 옥토와 같은 건강체가 아닌 사람은 모두 작물이 되지 않는 박토와 같은 사람이다. 이 사람들에게는 토양개량과 같은 체질개선이 우선이고, 그 다음이 퇴비와 같은 1차 식품의 공급이다.

　토양은 배수가 잘되어야 농산물의 품질도 좋아진다. 경기도 이천 쌀이 국내에서 미질(米質)이 제일 좋은 것은 그곳의 토양이 모래입자와 점토가 적절히 섞인 사양질토양(砂壤質土壤)이어서 배수가 잘되기 때문이다. 이것을 확인하기 위해 이천 지역에 직접 가서 토양을 살펴보기도 했다. 다른 지역 논은 물을 가득 채우면 일주일 정도 가지만, 이곳은 토양의 4분의 1 정도가 사양질토양이어서 3~4일이면 물이 다 빠지는 그러한 토양이었다. 토양에 배수가 잘된다는 것은 우리 몸에 산소 공급량이 많아지면서 독소배출이 잘 되는 것과 동일하다. 체내 독소배출이 잘 되면 피는 자연히 맑아진다. 피가 맑으면 산소 공급량이 많아지고, 체내 면역력이 강화된다. 흘러가는 맑은 물에는 세균이 번식하지 못하듯이 병은 언제나 혈액이 탁하고 독소가 많아졌을 때 유발된다. 성경에는 "육체의 생명은 피에 있음이라(레위기 17:11)"고 했다. 인간은 흙으로 지음 받은 피조물이기 때문에 흙과는 불가분의 관계를 맺고 있다. 토양의 원리를 인체에 적용시킨 지 6개월 만에 자식의 병은 깨끗하게 나았고, 필자는 1년 만에 영원히 고치지 못할 것으로 생각했던 그 지긋지긋한 병고에서 벗어나게 되었다.

3) 토양의 병은 육체의 병

　신토불이(身土不二)라는 말은 몸과 흙은 둘이 아니고 하나라는 뜻이다. 이를 바꿔 해석하면 토양이 병들면 육체도 병이 들 수 있다는 의미가 된다.

토양에는 매년 수확한 만큼의 유기물을 다시 환원시켜 주어야 한다. 이것은 농사의 원칙이다.

70년대 중반까지만 해도 이 원칙이 토양에 그대로 지켜졌지만, 농촌 인구가 도시로 유입되면서 농촌의 인력이 줄어들고 노동임금이 상승하자, '주는 농사'에서 '빼앗는 농사'로 변하게 되었다.

70년대, 정부가 권장하는 토양 속 유기질 함량 기준치는 3%였지만, 농약과 화학비료에만 의존하다 보니 토양의 유기질 함량치는 떨어질 대로 떨어졌고, '빼앗는 농사'로 10년이 지나자 토양은 산성화되면서 유기질 함량치는 표현하기도 부끄러운 1% 선이 되었다.

인체가 필요로 하는 5대 영양소는 탄수화물, 단백질, 지방, 비타민, 무기질이다. 이 중에서 골격, 조직, 체액 등의 구성요소이며 생체 유지에 없어서는 안 되는 영양소가 바로 무기질(무기염류, mineral)이다. 인체에 필요한 무기질의 종류는 지금까지 밝혀진 것이 50여 종에 이른다. 인체 구성에서 무기질이 차지하는 비중은 3.5%에 불과하지만, 생명현상에 작용하는 역할은 헤아릴 수 없이 크다.

인체를 구성하는 무기질은 다량(多量)원소와 미량(微量)원소로 구분된다. 다량원소는 칼슘(Ca), 인(P), 칼륨(K), 나트륨(Na), 유황(S), 염소(Cl), 마그네슘(Mg) 등으로 인체구성의 약 3%를 차지한다. 인체 내에 아주 적게 존재하는 셀레늄(Se), 망간(Mn), 요오드(I), 구리(Cu), 아연(Zn), 크롬(Cr), 몰리브덴(Mo), 붕소(B), 철(Fe), 코발트(Co) 등의 미량원소는 불과 0.5%밖에 안 된다. 그러나 미량이라 하더라도 우리 인체에 없어서는 안 되는 원소들이고, 이들 무기질이 부족하면 각종 결핍증이 발생하면서 질병을 유발한다.

칼슘은 뼈의 구성 성분이며 근육 운동에 관여하기 때문에 칼슘이 부족하면 구루병이 생기거나 근육 운동의 부조화가 일어난다. 또 나트륨은 우리 몸의 삼투압이나 pH를 조절하는 성분으로 부족하면 신경에 이상이 생긴다. 망간은 효소의 기능을 도와주는 역할을 하는 무기질로서 부족할 때 불임을 유발하기도 한다. 헤모글로빈의 주성분인 철이나 적혈구를 만드는 데에 사용되는 구리나 코발트가 부족해도 빈혈이 생길 수 있다.

그 외 구성 원소들도 아주 극소량일지라도 일의 능률에서는 다량원소에 비해 절대 뒤지지 않는다. 수십 종류의 원소 중에서 어느 한 가지만 부족해도 우리 몸에 이상이 생길 수 있는 요인을 갖고 있는 것이 인체의 생리이다..

콘크리트 공사 시 시멘트 함량이 좀 부족했다 해서 그 결과가 금방 나타나는 것은 아니다. 그러나 시일이 지나다 보면 강도가 약해지고 어느 시점에 도달하면 붕괴 현상이 일어나듯이, 우리의 몸도 어느 한 가지의 무기질이 부족하면 처음에는 별 이상이 없지만, 시간이 지나면 뼈가 약해지고 몸에 이상이 생긴다. 류마티스 관절염도 류마티스 인자(rheumatoid factor)에 대해 면역력을 잃게 됨으로써 이 질병이 서서히 생겨나게 된다.

식물은 물과 햇빛만 있으면 광합성 작용에 의해 비타민을 스스로 만들어 낸다. 그러나 무기질 성분만은 토양에 그 성분이 없으면 식물에도 그 성분은 없다. 시금치에 철분이 많아도 철분이 없는 토양에 심었을 때, 그 시금치에는 철분이라는 성분은 없다. 무기질이 부족한 음식물을 10년 넘게 먹고 건강하기를 바란다면 이것은 하나의 망상이다.

필자는 토양의 원리를 인체에 적용시켜 건강을 되찾았기 때문에 토양에 대한 관심이 남다르다.

아무리 부자라도 수입 없이 10년을 보내면 그 집 꼴이 말이 아닌 것처럼 10년 동안 주지 않고 빼앗기만 했다면, 농작물을 생산할 수 있는 토양의 지력(地力)이 어느 정도인지 능히 짐작할 수 있을 것이다.

경작지의 토양은 지력을 스스로 회복할 수 있도록 한 해 만이라도 좀 쉬게 하든지 아니면 한 경운기의 퇴비라도 넣어달라고 애타게 호소하고 있다. 그러나 농민들은 이 소리를 듣고도 못 들은 척하고 있고, 농정 정책자들은 현장을 살피지 않는 탁상행정(卓上行政)을 하다 보니 경작지에서 들려오는 그 세미한 소리를 듣지 못하고 있다.

필자가 86년에 출간한 『건강으로 가는 길』에서 앞으로 류마티스 환자가 엄청나게 늘어날 것이라고 예상은 했지만, 지금과 같이 이렇게까지 많아질 줄은 생각지도 못했다.

4) IMF 때 토양을 살리는 방법 제시

1997년 우리가 생전 들어보지도 못했던 IMF 외환위기를 겪자 곳곳에서 부도 소리만 들려 왔고, 하루아침에 정든 직장을 잃은 사람들이 주위에 많아졌다.

정부기관에서는 공공근로자를 모집하여 일터를 마련해주는 것도 쉽지 않아 보였다. 이런 국가적인 위기 때 잉여 노동력을 잘 활용하여 공공근로사업으로 '간벌(間伐:솎아베기)사업'을 전국적으로 시행한다면 저소득층과 실업자의 생계 보호와 더불어 죽어가는 토양을 살릴 수 있는 절호의 기회라는 생각이 들었다.

산에는 나무가 너무 밀식(密植)되어 멧돼지 같은 산짐승도 다니기 어려울 정도로 빽빽하게 차 있다. 이 중에 곧은 나무는 경제림으로 조성하고, 간벌하여 나오는 간벌목과 나무 부산물은 분쇄한 후 퇴비로 만들어 활용하면 빈사상태에 있는 토양도 미생물의 번식으로 되살아날 수 있다.

그렇게 되면 지금 사용하고 있는 농약이나 화학비료의 사용량도 대폭 줄일 수 있을 것이고, 더구나 되살아난 토양에서 자란 농작물을 섭취한다면 매년 늘어나는 각종 만성병 환자수도 줄어들 수 있다.

이러한 필자의 의견이 채택되면 국가에도 기여할 것으로 여겨져 1997년 농수산부를 비롯한 관계기관 몇 곳에 의견서를 보냈으나 회신 하나 받지 못했다. 그들이 보기에는 분명 돈키호테로 보였을 것이다. 그러나 입증될 날이 분명 올 것이다.

우리나라에 농과대학이나 농업연구소는 많지만, 경작지의 토양을 살려야 한다고 목소리 높이는 교수나 농학자들은 극소수이고, 그 목소리가 너무 작아서 매스컴의 주목도 받지 못하고 있다.

이런 현실이다 보니 도시인들은 아직 토양의 심각성을 못 느끼고, 정부기관의 공무원들이나 지식인들도 느끼지 못하고 있다. 다만, 일부 의식 있는 농민들이 몇 년간 계속된 연작(連作)과 화학비료의 사용으로 토양이 노후화되어 작물이 안 되는 것을 경험하고 친환경 유기농법으로 전환하고 있다.

지금 질병이 많아진 원인을 농학자나 의사들이 먼저 알고 깨달았으면 한다.

근래에 와서 '숲 가꾸기 사업'이라는 이름으로 간벌사업을 진행하면서 거기서 나오는 부산물을 이용한 톱밥퇴비를 친환경농업에 활용하고 있다. 이런 실천이 국책사업으로 확대 추진될 때 우리의 토양은 살아 숨 쉬게 될 것이다.

일전에 TV에서 보았던 내용 중에 어느 한 사찰에서는 수세식 화장실을 사용하지 않고 옛날 그대로의 해우소(解憂所, 화장실)에서 나오는 인분을 퇴비로 만들어 채소밭에 뿌려 토양에 환원해주고 있었다.

비료나 농약을 사용하지 않고 기른 배추가 정말 탐스러워 보였다. "김치를 담글 때 조미료를 넣지 않아도 불자들이 너무 맛있다고 말한다."고 했다. 주지스님은 "토양에서 생산된 것을 먹었으니 다시 토양으로 환원하는 것은 너무나 당연한 일"이라고 했다.

그렇다. 이것을 실천하지 않았기 때문에 토양이 병들었고, 토양을 다스려야 할 인간 역시 병들게 된 것이다.

우리 농촌에서는 예전부터 짚, 낙엽과 가축분뇨, 인분뇨를 원료로 해서 농작물에 줄 퇴비를 만들었다. 그러나 근래 농촌에서는 농업인구의 감소와 화학비료 사용증가, 악취 및 보건상의 문제로 분뇨를 농작물 퇴비로 주는 모습은 거의 보기 어려워졌다.

덴마크에서는 도시 사람들이 분뇨냄새가 진동하는 논밭을 지나면서도 코를 막고 찡그리는 법이 없다고 한다. 농업선진국답게 이러한 농사가 토양을 살리는 것이고 자신들의 건강을 지켜준다는 사실을 너무나 잘 알고 있기 때문이다. 우리나라는 60대 이상이면 80%가 질병을 가지고 있는 환자국가지만, 덴마크는 우리나라와는 반대로 훨씬 낮은 질병률을 보이고 있다. 토양을 살리는 운동이 일어나지 않으면 머지않아 60대 이상 노년층의 90%는 환자가 될 것이다. 이것을 증명하는 예가 농민들의 질병 증가이다. 농촌에서는 60세 이상이면 대부분 신경통, 관절염, 요통 중 어느 한 가지 병은 다 앓고 있다.

필자는 시골에 가도 아름다운 농촌 풍경은 눈에 보이지 않고, 거대한 요양원으로만 보인다. 그렇기 때문에 이러한 글까지 쓰게 된 것이다.

고려대학교 임수길(林秀吉) 명예교수는 기고한 글에서 황하문명이 비롯된 황토, 이집트문명이 발생한 나일 삼각주의 흑색토양, 메소포타미아문명의 티그리스 · 유프라테스강 유역의 충적토양을 예로 들며 "인류역사를 보면 흙의 생산력이 문명의 성쇠를 결정하여 왔고, 지력(地力)의 쇠퇴는 그 위에서 터를 잡은 문명의 종말을 불러왔다. 흙의 건강(생산력)이 바로 국가와 문명의 흥망을 좌우함을 역사는 입증하고 있는 것이다."라고 했다.

또한, 영국의 문명사가(文明史家)인 에드워드 하임스(Edward S. Hyams)도 그의 저서 『토양과 문명』에서 "인간이 토양의 균형을 파괴하고, 토양의 근본 비옥도를 파괴하면 토양의 모든 성원(成員)은 멸망하며 결국에는 인간사회도 토양을 황폐하게 하는 토양의 질병이 되고 만다."고 역설(力說)했다.

토양의 건강이 곧 국민의 건강이고, 나아가서 국력과 직결됨을 깨달아 토양에서 들려오는 '고통의 신음소리'가 하루빨리 '살아 숨쉬는 호흡소리'로 바뀌도록 노력해야 할 것이다.

5) 류마티스 환자 100만 명 시대

류마티스 환자에 대한 통계자료가 50~60년대에는 없었다. 이것은 환자가 그만큼 드물었다는 증거이다. 그때는 의사들 중에서도 류마티스 관절염에 대해서 모르는 의사가 부지기수였다.

그 당시 류마티스 환자수는 전체 인구의 0.05%에도 미치지 못했다. 그러던 것이 80년대 후반에 들어와서는 전체 인구의 0.2%에 이르렀고, 지금은 1~2% 정도가 류마티스 관절염을 앓고 있는 것으로 추정될 정도로 환자가 엄청나게 늘어났다. 통계에 나타나지 않은 환자들도 많을 것이므로 실제 류마티스 관절염 환자수는 100만 명이 넘을 것으로 예상된다.

　류마티스 관절염은 1차 식품 위주의 식생활을 하는 후진국에서는 발병률이 낮다. 선진국에 살아도 1차 식품 위주의 식생활을 하면 체내에 퇴비와 같은 영양소를 공급하여 뼈와 세포를 강화시켜 준다. 뼈를 튼튼하게 하는 성분은 식물의 속살에 있는 것이 아니고 식물을 보호하는 껍질에 모두 함유되어 있다.

　현재 우리의 식생활은 우리가 먹을 수 있는 껍질까지 알뜰히 벗겨서 먹다 보니 우리의 세포와 뼈가 온전하지 못하다. 이로 인해 각종 만성질환이 유발되는 것이다.

　북미 서남부에 사는 '피마 인디언(Pima Indians)'들의 사례를 보면 껍질음식의 이로움을 명확히 알 수 있다.

　그들은 사막지역에 살다 보니 콩, 호박, 옥수수, 녹색 채소류 같은 식물성 식품이 주식이었고, 먹을 것이 풍족하지 못해 늘 소식(小食)을 했다. 그러나 1940년대 근대화를 겪으면서 그들의 식생활이 서구화되기 시작했다. 껍질음식 위주의 1차 식품에서 인스턴트식품, 패스트푸드 같은 2·3차 식품으로 식생활이 변화하면서 비만, 당뇨, 류마티스 관절염 같은 성인병이 많이 발병하고 있다. 지금은 전체 피마 인디언의 50%가 당뇨 환자이고, 류마티스 관절염을 앓고 있는 인구가 5.3%(세계 평균 0.5~1%)나 될 정도로 성인병 발병률이 높아졌다.

　오늘날 다른 미국 인디언들의 건강상태도 피마 인디언과 크게 다르지 않다. 예전 그들이 주식인 '와일드 라이스(Wild rice, 야생쌀)'를 즐겨 먹었을 때는 류마티스 관절염이나 성인병이 거의 없었다.

　인디언들이 먹던 '와일드 라이스'는 우리가 알고 있는 밀이나 쌀과는 다르다. 재배한 쌀이 아니라 강에서 야생으로 자라는 지자니아 팔루스트리스(Zizania palustris)라는 줄풀의 열매이다. 이것을 배를 타고 다니며 훑어 와 절구에 찧어서 도정이 덜된 상태로 먹었다.

예전 경영대학원 최고경영자과정에서 한 교수로부터 강의시간에 이 내용을 듣게 되었고, '와일드 라이스' 실물도 보았다. 색깔은 검보라색이었고, 우리가 먹는 일반미에 비해 길이가 배가량 길고 갸름했다. 건강과 연관성 없는 강의였지만, 여기에서 그 해답을 얻었을 때 몇백만 원 하는 1년 수강료를 이 한 시간 강의로 본전은 다 뽑았다는 생각이 들었다.

미국 인디언들의 관절염 발병률이 낮았던 것은 그들의 특이한 식생활 때문이었다. 그들이 지금 미국인들과 같은 식생활을 계속한다면 후대에 가서는 미국인들보다 만성질환을 더 많이 앓게 될 것이다.

5. 단백질의 화(禍)

우리 식생활에서 단백질 섭취량이 적었던 시절에는 초로(初老)가 빨리 왔고, 수명이 짧았으며, 신장도 작았다. 이것은 우리 몸에 있는 60조 세포의 주성분이 단백질이기 때문이다.

영양학에서는 체중 1kg당 1일 단백질 섭취권장량은 1g 정도(0.8g~1.2g)이다. 활동량이나 운동량에 따라 달라지지만, 체중 60kg인 사람은 하루에 60g의 단백질이 필요하다는 것이 된다. 그러나 화상을 입어 세포에 손상이 많은 환자에게는 체중 1kg당 2~4g의 단백질을 섭취하도록 권유하고 있다.

식물에서는 단백질과 동일한 역할을 하는 것이 질소이다(단백질에는 평균 16%의 질소가 함유됨). 식물은 토양이나 공기 중에 존재하는 질소를 흡수하지만, 농작물의 생장에는 많은 양의 질소가 필요하기 때문에 화학적으로 만든 질소질비료(窒素質肥料)를 인위적으로 토양에 넣어준다.

토양이 비옥할 때는 질소질비료를 다소 과용해도 해가 없다. 그러나 메마른 땅이나 산성토양에 질소질비료를 과용했을 때는 식물이 비정상적으로 성장하여 조직세포가 약해지면서 병 발생의 온상이 되기도 한다.

단백질은 우리 몸에서 없어서는 안 되는 영양소이다. 하지만 식물에 단백질과 같은 질소질비료를 과잉공급하게 되면 여러 가지 해를 주듯이 우리 몸도 미량영양소의 공급 없이 단백질을 과잉섭취하면 성인병의 발생은 말할 것도 없고, 류마티스 발병의 원인이 되기도 한다.

질소질비료를 사용할 때 칼륨비료(Kalium肥料)를 혼합해서 사용하면 질소의 과용에서 오는 해가 적다. 그것은 칼륨비료가 식물의 조직세포를 강화해주기 때문이다. 우리 몸의 세포막들이 약해졌을 때는 작은 유해독소에도 세포는 견디지 못하고 손상을 입게 된다. 세포 내에서 발생한 유해독소가 다른 많은 세포에서 발생한 것과 합쳐지면 하나의 병 독소가 형성된다. 이것이 류마티스를 일으킬 수 있는 인자와 결부하여 관절에 모이면 류마티스 관절염이 되고, 척추에 모이면 강직성척추염, 섬유조직에 있게 되면 섬유조직염이 된다.

90년도 이후부터 단백질의 섭취량이 많아졌다. 그러면 거기에 맞춰서 미네랄 섭취량도 늘려야 하는데 그렇지 못하고 도리어 줄어든 것이 지금의 식생활이다. 그렇다 보니 질소질비료 과용으로 식물의 세포조직이 약해지면서 병해가 많아지듯 인간도 질소질과 같은 단백질이 세포막을 약하게 하므로 적은 양의 유해독소에도 이겨내지 못하고, 거기에서 나오는 유해독소와 결합하여 더 강력한 유해물질을 만들어 내게 된 것이다.

지금 우리의 식생활은 열량이나 단백질의 부족이 아니라 도리어 과잉이 문제이다. 식물의 성장기 중에 발생하는 문제는 성장기간이 짧기 때문에 그 원인을 쉽게 찾아낼 수 있지만, 특정물질이 인체에 미치는 나쁜 영향(인체에 대한 유해성, 원인 등)은 알아내기까지 상당한 시일이 소요된다.

1956년부터 일본 구마모토현(熊本県) 미나마타만(水俣灣) 일대에서 메틸수은에 오염된 어패류를 먹은 어민들에게서 나타나 300여 명의 사망자와 수백 명의 환자를 발생시켰던 중추신경 질환인 미나마타병(水俣病, Minamata disease)은 1959년 그 원인이 메틸수은으로 추정된다는 보고서가 발표되었고, 1968년에서야 정부가 공장 폐수에 의해 발병했음을 인정하였다. 최종적인 결과가 나오기까지 무려 12년이 걸렸다.

오늘날 많은 논란을 일으키고 있는 유전자재조합농산물(GMO농산물, Genetically Modified Organism)도 1990년대 후반부터 상업화 되었지만, 현재까지도 인체에 미치는 안전성에 대한 실험들이 진행 중이다.

토양이 나빠졌을 때 작물에 발생하는 병이나 육체의 기능이 약해지면서 오는 병의 결과는 동일하게 나타난다. 1986년도에 『건강으로 가는 길』을 출간하면서 퇴비를 넣어 주는 농사가 아닌 화학비료만 가지고 빼앗는 농사를 하면 토양의 산성화, 미량영양소의 결핍 등으로 관절염 환자가 많아지리라고 예고는 했지만, 지금과 같이 이렇게 관절염이나 성인병이 많아질 줄은 몰랐다.

그러나 아직은 토양에 대한 심각성을 느끼지 못하고 있다. 그렇지만 20여 년 뒤에는 그 심각성을 깨닫게 될 것이다. 국내 한 업체가 돼지분뇨를 이용한 퇴비를 외국에 수출한다는 기사를 읽고, 다른 품목은 수출을 많이 하면 할수록 좋지만, 이런 친환경 비료는 외국에 수출하지 않고, 우리 토양에 환원시켜야 한다는 것이 필자의 주장이다.

국가에서 가축분뇨자원화사업을 정책적으로 지원하고 홍보하여 화학비료 사용을 최대한 줄일 때 토양은 살아나게 된다. 토양의 병은 후대에까지 대물림되는 병이기 때문에 하루속히 막는 것이 최선의 방법이다.

농약과 제초제로 병든 데다 무기질까지 없어진 토양, 정백 가공된 식생활, 거기에 과잉섭취한 단백질이 류마티스 관절염과 그 외에 다른 질병까지 유발하는 원인이라고 하면 일부에서는 믿지 않을 것이다. 그러나 20년이나 30년 뒤에는 입증될 것이다.

비료의 3요소(질소, 인산, 칼륨) 중에 질소질비료가 효과가 가장 빠른 반면 병해에는 제일 약한 비료이다. 단백질도 3대 열량영양소 중에서 질적으로 제일 좋은 영양소이지만, 이것을 도와주는 미네랄이나 비타민의 보충이 없을 때는 세포막을 약하게 만들어 가벼운 유해독소에도 견디지 못하고, 거기에서 나오는 독소가 류마티스 관절염이나 암을 유발시킨다.

6. 미네랄의 결핍

1960년대 매스컴에서는 우리가 건강해지려면 매일 2,400kcal(칼로리)와 80g 이상의 단백질을 섭취해야 하는데 그러기 위해서는 매일 한두 개의 달걀을 먹어야 하고, 우유도 두 컵 정도는 마셔야 한다고 했다. 그 당시 우리의 식생활은 단백질 섭취가 많이 부족했기 때문에 권장할 만했다.

70년대 말부터 우리의 경제수준이 향상되면서 간간이 쇠고깃국과 달걀도 먹게 되자 우리 몸에 가장 필요한 것이 비타민이라고 매일 광고란을 장식했다. 그러다 보니 비타민을 먹지 않는 가정이 없을 정도로 늘어났다. 부산에서 소규모 비타민제조회사로 출발했으나, 지금은 국내 굴지의 제약회사로 성장한 대웅제약이 초창기 성장할 수 있었던 것은 그 당시 비타민에 대한 선호도가 아주 높았기 때문이다.

90년대에는 미네랄에 대한 인식이 높아지자 무슨무슨 미네랄은 섭취하지 않으면 안 되는 것처럼 광고했지만, 미네랄에 대한 기초적인 학문적 정보는 너무 빈약하다는 것을 전문서적을 접할 때마다 느꼈다.

미네랄도 비타민과 같이 한두 가지 성분만으로 우리의 몸을 획기적으로 변화시킬 수 있는 것은 아니다. 칼슘 소비량이 가장 많은 나라에서 관절질환 환자가 제일 많은 것이 이를 증명해주고 있다.

관절염 환자가 1985년부터 급격히 늘어나기 시작한 것은 화학비료를 사용한 지 10년 만에 토양이 급격히 나빠진 것이 첫째 원인이고, 둘째는 잘못된 정백음식문화 때문이다.

70년대 중반까지만 해도 보리쌀이 우리 식생활에 큰 비중을 차지했지만, 70년대 후반부터 경제성 없는 농사가 되자 보리 재배를 외면하게 되었다. 보리는 논이나 밭에 직파 재배할 수 있고, 저온성 작물이기 때문에 농약 없이 경작할 수 있다. 게다가 백미보다 미네랄과 비타민 성분의 함량이 높아 철분은 5배, 칼슘은 무려 7.5배나 더 함유되어 있다.

 우리 국민이 쌀이 아닌 밀이나 보리를 주식으로 했더라면 류마티스 관절염이나 디스크 환자가 지금보다는 많이 줄었을 것이다. 밀도 껍질을 벗긴 정백된 밀가루만 먹게 되면 흰쌀을 먹는 것과 아무 다를 바가 없다. 쌀의 진짜 영양소는 현미에 들어 있듯이 밀의 진짜 영양소도 모두 껍질에 있기 때문이다.

 영양소가 많은 것에는 모두 공통점을 갖고 있다. 쌀겨에는 비타민이 많고, 밀기울에는 미네랄성분이 많다.

보리쌀과 백미의 영양성분 비교(가식부 100g당)

성분 \ 식품명	칼로리 (kcal)	단백질 (g)	지질 (g)	탄수화물 (g)	섬유소 (g)	회분 (g)	무기질					비타민		
							칼슘 (mg)	인 (mg)	철 (mg)	나트륨 (mg)	칼륨 (mg)	B_1 (mg)	B_2 (mg)	니아신 (mg)
보리쌀	344	9.4	1.2	76.7	0.5	0.9	30	190	1.9	3	237	0.20	0.06	3.7
백 미	372	6.4	0.5	81.9	0.3	0.4	4	140	0.4	66	163	0.11	0.04	1.5

[자료: 식품성분표 7개정(농촌진흥청 농촌자원개발연구소, 2006)]

 체액이 산성화되는 것은 혈액이 탁해져서 온다는 것을 누구나 다 안다. 체액이 산성화되는 것도 미네랄 중에서 칼슘, 칼륨, 마그네슘, 아연이 부족할 때 온다. 이 성분들은 특히 밀기울에 많다. 필자의 견해로는 식사 때 밀기울을 4분의 1 섞은 밥을 1년간 먹으면 가벼운 류마티스 관절염이나 아연을 많이 필요로 하는 당뇨병은 나을 것으로 여겨진다.

  필자는 1992년 미강(米糠), 소맥부(小麥麩, 밀기울), 솔잎, 율피(栗皮, 밤껍질) 등 식물의 껍질을 주원료로 한 당뇨제품을 개발했지만, 먹기가 어려워서 실패했었다. 효과는 분명히 있었던 제품이었기 때문에 섭취하기 좋게만 개선했더라면 성공할 수 있었을 제품이라 생각된다.

  앞으로 미네랄에 대해 관심을 가지지 않는 한 현대의 질병은 더욱 늘어날 수밖에 없다.

  미네랄과 관계되는 필자의 경험담을 하나 소개하고자 한다.

  관절염을 앓고 있을 때 온천을 하는 것보다는 모래찜질을 하고 나면 3~4일간은 몸이 한결 가볍고 통증도 완화되는 것을 느꼈다. 그 원인이 어디에 있을까? 단순히 혈액순환촉진 때문이라고 한다면 한증탕에 들어가는 거나 온탕에서 목욕하는 것과 별 차이가 없어야 하겠지만, 그것보다 모래찜질에서 효과가 더 높았다.

  그렇다면 모래 속에 특수한 성분이 있는 것이 아닐까? 있다면 모래에 함유된 미네랄 중에서 주성분인 규소(Si)와 어떤 연관이 있을 것이다. 수영복만 입은 채로 백사장에서 모래찜질을 하면 몸에 온기를 느낀다. 이때 우리 몸에 있는 수많은 땀구멍이 크게 확장되면서 모래에 함유되어 있던 규소와 미네랄 성분들이 우리 몸에 흡수되어 순환·신경계통에 좋은 치료효과를 나타내는 것이 아닐까 하는 생각이 들었다. 이후 규소가 인체에 주는 작용을 알기 위해, 몇 개 대학 도서관과 국립도서관을 찾아다녔지만, 여기에 대한 한 편의 자료도 얻을 수 없었다.

  규소는 농업용 비료로 사용되고 있어서 농민들도 이것을 이용하고 있다. 도복(倒伏, 작물이 잘 쓰러지는 일)이 심한 논에 규소가 주성분

미네랄의 기능과 결핍증세 및 급원식품

미네랄 종류	기능	결핍증세	대표적인 급원식품
칼슘 (Ca)	치아와 골격구성, 체내 대사조절 (혈액응고작용에 관여, 신경전달, 근육 수축 및 이완, 세포대사), 산·염기 평형조절	골다공증, 골감소증, 골연화증, 성장발육부진	우유 및 유제품, 치즈, 뼈째 먹는 생선, 녹색채소
인 (P)	치아와 골격구성, 핵산구성성분, 에너지대사 조효소, 세포내액 완충작용	골격손실, 골격약화, 저인산혈증	육류, 가금류, 어류, 달걀, 우유, 견과류, 두류, 전곡류(현미, 밀기울)
마그네슘 (Mg)	골격, 치아 및 효소의 구성성분, 신경전달, 근육이완 작용	근육약화, 근육경련, 정신장애, 심장기능 약화	전곡류, 견과류, 두류, 곡류, 녹색채소
유황 (S)	해독작용, 생체 내 산화반응에 관여	중금속 해독기능 저하	육류, 해조류, 마늘, 두류, 생선
나트륨 (Na)	세포외액의 양이온, 산·염기 평형조절, 삼투압조절, 근육 수축 및 이완작용, 세포투과성	세포외액 상실, 극도의 피로, 근육경련, 식욕감퇴	소금, 된장, 간장, 과일을 제외한 모든 식품
염소 (Cl)	체내 삼투압 유지, 산·염기 평형조절, 위액생성, 수분평형, 타액 아밀라아제 활성화	세포외액 상실, 저염소혈증성 알칼리혈증	소금
칼륨 (K)	산·염기 평형조절, 삼투압조절, 근육의 수축과 이완, 당질대사, 단백질 합성	허약, 식욕감퇴, 메스꺼움, 무기력, 심장박동 불규칙	과일(귤, 오렌지), 바나나, 사과, 말린과일, 감자, 우유, 해조류(다시마)
크롬 (Cr)	포도당대사, 인슐린 보조인자	내당능 장애(당뇨병 전단계), 당뇨병, 크롬결핍증, 동맥경화증 (혈청지질 상승)	육류, 간, 치즈, 전곡류, 효모, 해조류
철분 (Fe)	헤모글로빈·미오글로빈 구성성분, 산소운반, 골수에서 조혈작용 도움	철분결핍성 빈혈, 만성피로, 신경과민	간, 살코기, 가금류, 굴, 당밀
요오드 (I)	갑상선호르몬 조절	갑상선종, 갑상선기능부전증, 크레틴병(성장지연), 점액부종	해산물, 해조류, 아스파라거스, 마늘
구리 (Cu)	효소기능 촉진, RNA·DNA 구성 철분의 흡수 및 이용을 도움	빈혈, 백혈구수 감소,골결손실, 성장발육부진, 심장질환, 내당능 장애	간, 내장, 갑각류 및 조개류, 견과류, 건포도, 초콜릿
불소 (F)	치아부식 방지, 뼈의 골질량 증가로 골다공증 예방	충치, 골다공증	식수(불소보충), 뼈째 먹는 생선, 해산물
망간 (Mn)	효소활성화(당질, 지질, 단백질 대사에 관여), 뼈와 연골조직 형성	체중감소, 구토, 경련	효모, 전곡류, 견과류, 두류, 녹황색채소
아연 (Zn)	효소 및 인슐린 구성요소, 생체막 구조 및 기능의 정상유지에 기여	성장지연, 왜소증, 면역기능 저하, 피로, 야맹증, 기형아나 저체중아 출산	육류, 간, 달걀, 굴 및 해산물
셀레늄 (Se)	지질 및 비타민E 대사 관여, 항산화작용, 글루타치온 과산화효소의 성분	케샨병(심장근육병증), 근육약화, 혈관협착, 심장근육질환, 골관절염	곡류(현미), 마늘, 양파, 육류, 효모, 우유 및 유제품, 달걀
코발트 (Co)	조혈기능, 비타민B_{12}의 구성성분, 적혈구의 헤모글로빈 형성에 관여	악성빈혈	동물의 간, 녹색채소
몰리브덴 (Mo)	산화·환원 효소의 보조인자로 대사작용에 관여	(거의 나타나지 않음) 생식기능 저하, 치아와 구강질환, 야맹증, 부종	완두, 밀배아, 전곡류, 간, 우유 및 유제품, 녹색채소
규소 (Si)	다당류 대사, 뼈와 근육·연골 조직 강화	결합조직 합성장애, 골다공증	해조류, 양파, 전곡류(현미, 보리)

인 규산질비료를 사용하면 벼의 도복뿐 아니라 곰팡이에서 오는 도열병도 예방되는 것을 직접 경험한 적이 있다.

축산관련 연구자료가 없을까 하고 그 분야에 대해 조사했더니 여기에서는 다소 많은 자료가 나와 있었다. 닭이나 돼지의 관절에 이상이 있을 때 사료에 규산(규소와 산소, 수소의 화합물)을 첨가했더니 그 증상들이 없어졌다는 연구논문도 구할 수 있었다. 인체에도 적용될 수 있을 것으로 여기고, 규소가 많이 들어 있는 굴껍질(貝殼)을 구해 필자가 실험대상이 되어 직접 그 분말을 섭취하였다. 그러나 규소의 강한 제산작용으로 인한 위장장애 때문에 몇 번 시도하다가 포기하고 말았다. 여기에 대한 해결방법이 없을까 하고 2년간 매달려 필자 나름대로 연구했지만, 해결방법을 찾지 못했다.

굴껍질을 물에 담가 두면 6개월이 지나도 물이 변질되지 않는다. '학생들의 급식용 빵에 굴껍질분말을 첨가하면 부패방지뿐만 아니라 아동들의 뼈도 튼튼하게 한다.'는 어느 일본학자의 글을 읽고, 뼈는 튼튼하게 할 수 있을지 몰라도 학생들의 위장을 버릴 수 있으므로 신중하게 사용해야 할 것이라는 생각을 했다.

최근에는 굴껍질분말이나 조개껍질분말을 주원료로 한 칼슘보충용 제품이 판매되고 있다. 굴껍질에 많이 들어 있는 칼슘과 규소 성분이 뼈와 연골조직 강화에 도움을 주지만, 제산효과가 강하므로 너무 과하게 섭취하면 위장장애가 생길 수도 있다.

7. 정백음식문화(精白飮食文化)

　문화는 삶의 양식(樣式)만 나타내는 것이 아니라 식생활의 변천 과정도 하나의 문화라고 할 수 있다.

　고대에는 석기문화와 철기문화가 있었듯이 우리의 식생활에도 '껍질음식문화'가 있고 '정백(精白)음식문화'가 있다. 현재 우리가 누리는 음식문화는 정백음식문화이다.

　껍질음식문화가 있었던 때는 힘든 보릿고개를 겪어야 했던 시절이었다. 하루 세 끼 먹는 것이 힘이 들어 풀뿌리나 나무껍질(草根木皮)로 끼니를 때우기도 했고, 사과 같은 과일도 껍질째 먹었다. 쌀도 도정기술이 덜 발달하여 칠·팔분도(七·八分搗)밖에 도정할 수 없었고, 쌀겨를 버리는 것이 아까워서 누런 오분도, 칠분도의 현미를 먹던 시절이었다. 그 당시 먹던 음식물은 외형적인 질은 떨어졌어도 껍질째 먹었기 때문에 연골이나 근육, 세포막이 튼튼해 체내 독소 발생이 적었고, 있어도 능히 이겨낼 수 있었다. 이것이 질병을 막는 방패가 되었기 때문에 암이나 류마티스 관절염 환자가 거의 없었고, 디스크나 당뇨 환자도 적었다.

　식물의 껍질은 그 식물을 보호하기 위해서 있는 물질이다. 보호(保護)는 위험이 미치지 않도록 잘 지켜 원래대로 보존하는 것이다.

　우리의 건강을 보호해 줄 수 있는 물질도 식물의 껍질이다. 한자에서 '쌀 미(米)' 옆에 '편안할 강(康)'을 붙이면 쌀겨를 뜻하는 '겨 강(糠)'이 된다. 이는 쌀겨가 있는 현미를 먹을 때 몸이 편안해지고 튼튼해진다는 뜻이다. 그렇다고 해서 껍질만 먹어서도 안 되고, 속에

든 알맹이만 먹어서도 안 된다. 둘 다 먹었을 때 이상적인 배합이 이뤄지면서 건강이 유지된다.

쌀에서 속껍질에 붙어 있는 겨(糠)와 쌀눈인 배아(胚芽)가 차지하는 비율은 전체의 8%에 불과하지만, 비타민과 미네랄이 배아에는 66%, 쌀겨에는 29% 분포되어 있고 백미는 단 5%에 불과하다. 도정된 흰쌀밥을 먹는 것은 그만큼의 영양소를 버리고 먹는 것이다. 현미에 들어 있는 미량영양소를 백미와 비교하면 열량이나 단백질의 수치는 거의 비슷하게 나오지만, 비타민B_1과 비타민E는 4배 이상, 비타민B_2는 2배, 지방·철·인은 2배 이상, 섬유소는 무려 9배가 더 들어 있다.

이러한 차이는 며칠에 한 번씩 섭취하는 영양소가 아니라 평생 섭취하는 영양소이므로 단 몇% 차이만 있어도 중요한 문제를 일으킬 수 있다. 현미를 먹으면 몸에 좋은 미량영양소가 좀 더 많이 쌓여 결국 우리 몸을 더욱 건강하게 한다. 그러나 도정 과정에 최고급 영양소를 함유하고 있는 배아는 많이 깎여 없어지고, 섬유질과 많은 미량영양소까지 잃게 된 백미는 단순한 열량만 있고 생명력은 완전히 없어진 2차 식품이다. 이런 백미를 장기적으로 먹었을 때 여러 가지 병이 유발될 수 있고, 만성병까지 갖게 되는 요인이 된다.

이것은 우리나라에만 국한되는 것이 아니고, 미국 역시 마찬가지다. 그들의 주식은 밀이다. 밀의 미량영양소는 모두 껍질에 들어 있다. 그들도 정백음식문화를 받아들이면서 껍질음식문화를 철저히 배척했다. 그 대신 비타민을 먹고 칼슘만 섭취하면 모든 것이 해결되는 것 같이 여겨 왔다. 그렇지만, 비타민과 칼슘을 세계에서 가장 많이 섭취하는 미국이 세계에서 암·관절염 환자가 제일 많고, 심장병과 같은 성인병도 제일 많은 나라이다.

우리의 식생활이 껍질음식문화로 돌아가지 않고 토양마저 병든 상태로 계속 이어지면 암, 당뇨, 류마티스 관절염은 말할 것도 없고, 들어보지도 못한 새로운 희귀병까지도 계속 늘어날 수밖에 없다.

2 류마티스 관절염

1. 뼈의 구조와 기능

사람 몸에 있는 뼈의 총 개수는 206개인데, 연령이나 개체에 따라 뼈의 상태가 다르다.

뼈의 성분은 무기질 45%, 유기질 35%, 수분 20%로 이루어져 있다. 45%를 차지하는 무기질은 칼슘(체내 전체 칼슘의 99%), 인(체내 전체 인의 90%) 외에 마그네슘, 나트륨, 수산화 탄산, 불소 등으로 구성되어 있다.

뼈가 일정한 탄성(彈性)을 갖고 있는 것은 유기질을 함유하고 있기 때문이다. 유기질은 뼈세포와 주위를 둘러싸고 있는 세포간질(細胞間質)로 이루어져 있다. 세포간질은 교원질섬유(膠原質纖維)가 90%를 차지하고 있고, 그밖에 세망섬유와 무형질 즉 히알루론산(hyaluronic acid)과 콘드로이틴황산(chondroitin sulfate) 등을 함유하고 있다.

뼈는 몸을 지탱하는 단단한 조직으로써 체내 주요장기를 고정·지지하며 내장기관을 보호하는 역할도 한다. 이외에 뼈 중심의 골수에서는 적혈구, 백혈구, 혈소판 등의 혈액세포를 만드는 조혈기능도 한다. 뼈는 미네랄의 저장고로써 뼈에 있는 미네랄이 혈액으로 흘러나와 부족한 부분만 보충하는 것이 아니라 항상 새로운 미네랄과 교환되고 있다.

세포 중에서 파골세포(破骨細胞)는 불필요하게 된 뼈조직을 파괴, 흡수하는 세포이고, 조골세포(造骨細胞)는 미네랄과 콜라겐을 공급받아 새로운 뼈를 만드는 세포이다. 뼈 형성이 끝나도 조골세포가 존재하지만, 나이가 들어 노화된 뼈에서는 그 수가 감소한다.

뼈의 구조는 일반적으로는 골막(骨膜), 골질(骨質), 골수(骨髓) 등으로 나눌 수 있다. 골막은 뼈의 표면을 싸고 있는 엷고 질긴 결합조직으로 모세혈관과 신경섬유가 다량으로 분포되어 있다. 뼈를 보호하고 뼈의 성장을 관장하는 역할을 한다.

골질은 골막과 골수를 제외한 부분으로 뼈의 표면은 칼슘과 같은 무기질로 채워져 단단해진 치밀골질(緻密骨質)로 중심부나 장골의 양 끝은 해면골질(海綿骨質)로 되어 있다.

해면골질은 모든 뼈의 중심 부분을 이루고 있고, 뼈의 잔 기둥들이 그물처럼 얽혀 있는 구조로 되어 있어서 뼈의 무게를 가볍게 한다. 만일 뼈가 칼슘만으로 가득 채워져 있다면 우리 몸은 너무 무거워 걸어 다닐 수 없을 정도가 되고, 연결고리 역할을 하는 콜라겐이 없다면 모래를 쌓아둔 것 같이 힘도 없게 된다.

뼈의 대사과정에서 발생한 불순물질은 석회화된 골질 밖으로는 배출할 수 없으므로 뼈세포는 미세한 모세혈관을 통해 내보낸다. 골질은 다른 물질과 서로 교환 작용을 하고, 이웃 뼈세포와도 오고 가는 왕래가 이루어진다.

골수는 뼈 사이의 공간을 채우고 있는 부드러운 조직으로 적혈구나 백혈구, 혈소판과 같은 혈액세포를 만들어 공급하는 역할을 한다. 면역체계를 담당하고 있는 백혈구를 생산하기 때문에 매우 중요한 조직이다.

2. 뼈가 약해지는 원인

뼈를 형성하는 무기질(칼슘, 인산 등)과 기질(세포간질 등)의 양이 동일한 비율로 과도하게 감소될 때 골밀도 수치가 떨어진다. 이 골밀도가 감소할 때 류마티스 관절염, 퇴행성관절염, 골다공증 같은 질병이 유발된다. 뼈가 약해지는 원인을 열거하면 다음과 같다.

① 화학비료와 제초제로 재배된 식물을 10년간 먹으면 누구나 뼈가 약해지고, 거기에다 정백식(精白食, 백미, 흰밀가루, 흰설탕 등)을 선호하면 뼈는 더욱 약해진다. 커피나 홍차, 탄산음료를 많이 마시는 것도 문제가 될 수 있는 것은 여기에 들어 있는 카페인이 장에서 칼슘의 흡수를 막을 뿐 아니라 체내의 칼슘과 철분을 소변으로 배출시켜 골밀도를 낮추기 때문이다.
② 소화기능이 약하거나 위장이 나빠서 칼슘 흡수율이 높지 않을 때도 오게 된다.
③ 뼈를 만드는 세포의 기능이 약해지거나 세포의 수가 적을 때도 뼈

는 약해진다. 나이가 많을수록 뼈가 약해지는 것도 이 때문이다.
④ 여성의 경우는 골흡수(骨吸收, 뼈의 분해)를 막아주는 작용을 하는 여성호르몬인 에스트로겐(estrogen)의 분비가 폐경기를 전후해 크게 줄어들면서 골밀도도 감소하여 폐경기 이후에는 뼈가 약해진다.
⑤ 현미식을 하면서 칼슘의 보충이 없으면 백미식을 하는 사람보다 뼈는 더 약해진다. 현미식을 하면 몸의 기능을 다 좋게 하는 것으로 알고 있지만, 그렇지 않은 부분도 있다. 쌀농사는 물을 채우고 재배하는 수전농업(水田農業)이기 때문에 비타민 성분은 다른 물질에 비해 많이 함유되어 있으나 미네랄 성분은 적다. 현미에 들어 있는 피틴산(phytic acid)은 체내에 있는 유해한 중금속을 배출하는 작용을 하지만, 아연이나 칼슘, 철, 마그네슘 등의 미네랄을 흡착하여 장내 흡수를 방해하기 때문에 지속적으로 다량 섭취할 때에는 미네랄 결핍증과 골다공증을 유발할 가능성이 높아진다. 현미식을 할 때 칼슘 섭취를 증가시키면 독소가 배출되면서 면역력이 강화되어 다른 질병까지도 예방할 수 있다.
⑥ 평소 운동량이 부족하면 근력이 약해지듯이 운동부족으로 뼈에 가해지는 압력이 줄어들면 뼈의 강도도 약해져 조그마한 충격에도 부러지거나 으스러지는 나약한 뼈가 된다. 걷기나 줄넘기, 제자리 뛰기처럼 몸에 일정한 충격이 가해지는 운동이 뼈를 튼튼하게 하는 효과가 가장 큰 운동이다.
⑦ 가족 중에 뼈가 약한 사람이 있으면 유전적이라고 하기보다 체질적으로 뼈가 약해질 수 있다. 이러한 요인들이 뼈를 약하게 하기 때문에 뼈 질환의 발병 연령대는 점점 더 낮아지고 있다.

3. 칼슘 섭취와 골다공증

인체를 구성하는 성분은 수분이 약 65%, 단백질이 16%, 지방이 14%, 뼈의 성분인 칼슘, 인 등의 무기질(미네랄)이 3.5%, 소량의 탄수화물로 구성되어 있다. 무기질 중에서 제일 많이 알려진 것이 칼슘이다. 칼슘이 많이 알려졌다는 것은 칼슘이 그만큼 중요하다는 것을 의미한다.

인체 내 칼슘의 약 99%는 뼈와 치아에 존재하고 나머지 약 1%는 혈액이나 세포 속에 존재하며 근육의 수축, 신경 전달, 지혈 등 중요한 역할을 한다.

이렇게 칼슘이 중요하다 보니 의약품이나 건강기능식품 광고에서 칼슘이 큰 비중을 차지하고 있고, 칼슘을 섭취하지 않으면 모두가 골다공증에 걸릴 것 같은 불안감을 안겨 주기도 한다.

우유에는 양질의 칼슘(100㎖당 105㎎)이 많이 들어 있어서 뼈 건강에 도움을 주는 것으로 알려져 있다. 그러나 칼슘이 풍부한 우유를 세계에서 가장 많이 마시는 나라가 핀란드, 스웨덴, 미국 순이고, 골다공증이 제일 많은 나라의 순서도 핀란드, 스웨덴, 미국이라는 모순적인 사실은 건강지식을 다소 갖고 있는 필자의 머릿속을 혼란스럽게 한다.

하나님이 천지를 창조하실 때 다량으로 필요로 하는 것과 소량으로 필요로 하는 것을 같이 주셨다. 다량이 필요하면 소량도 그만큼 필요하도록 했다. 칼슘 섭취가 제일 많은 나라에서 골다공증 환자가 제일 많은 것은 소량으로 필요로 하는 영양소를 경시한 최소량의 법칙(最少量-法則, 식물의 생산량(수량)은 가장 소량으로 존재하는 무기성분에 의해 지배받는다는 법칙), 즉 하나님의 법칙에 어긋난 정백음식문화로 인해 온 것이다.

　칼슘 섭취가 많은 나라에서 골다공증 환자가 많듯이 우리나라도 칼슘 섭취량이 더 늘어난다 해도 류마티스 관절염이나 골다공증 환자는 줄지 않고 더 늘어날 수밖에 없다. 우리의 식생활을 껍질음식문화의 식생활로 바꾸고, 토양을 살리는 운동이 거국적으로 일어날 때 류마티스 관절염과 새로운 희귀병들까지 막을 수 있다.

　단백질 섭취 증가도 골다공증을 일으키는 주요 원인이 되고 있다.

　동물성 고단백 식사를 많이 하면 동물성 단백질에 많이 들어있는 산성의 황아미노산 대사물질이 중화되는 과정에서 소변을 통한 칼슘 손실이 커진다. 따라서 동물성 단백질 섭취가 많으면서 칼슘 섭취량이 부족하면 골다공증이 나타날 위험성은 더 높아진다.

　1980년대 동물성 단백질을 섭취한 그룹과 식물성 단백질을 섭취한 그룹의 칼슘 대사 관계를 조사한 연구에서 동물성 단백질을 섭취한 그룹이 식물성 단백질을 섭취한 그룹보다 소변으로 칼슘이 50% 더 많이 배출되었다는 연구결과가 발표되었다. 이런 칼슘 손실은 동물성 단백질에만 있고 콩이나 두부 같은 식물성 단백질에서는 나타나지 않는다.

4. 비만은 류마티스의 적

　지하철을 타자마자 사방을 두리번거리며 살피는 사람들이 있는데 이런 사람은 대개 몸이 비대한 중년여성들이다. 이들은 빈자리만 나면 염치불구하고 몸을 날려 엉덩이를 들이밀면서 먼저 앉으려 한다. 이들의 행동을 보고 '어떻게 저런 교양 없는 행동을 할까? 하고 언짢게 여길 수도 있지만, 그들의 사정도 이해해줘야 한다. 버스나 지하철의 빈자리에 집착하는 그들은 열이면 열 모두가 관절이 안 좋거나 피로가 많아 몇십 분 서 있기도 힘든 사람들이다.

관절에는 증세에 따라 차이가 있지만 심한 사람은 단 10분 서 있기도 힘들고, 통증에서 오는 피로는 12시간 내내 일한 것보다도 더 심하다. 거기에다 통증까지 겸하기 때문에 이런 사람에게 체면은 하나의 사치에 불과하다. 그 사람들에게 그러한 고통이 있다는 것을 알면 누구든 이해해주겠지만, 그것을 모르기 때문에 많은 승객들은 속으로 욕도 하게 된다.

이런 사람은 체중만 조금 줄여도 통증이 한결 완화되고 가벼운 통증은 없어지기도 한다. 신장과 체중으로 비만 여부를 간단히 알아보는 방법으로는 표준체중 계산법과 체질량지수(BMI) 계산법이 있다.

이 중에서 BMI를 이용한 비만도 계산은 자신의 몸무게(kg)를 키(m)의 제곱으로 나눈 값이다. 우리나라에서는 BMI가 18.5~22.9이면 정상, 23~24.9이면 과체중, 25~29.9이면 비만, 30 이상은 고도비만으로 분류한다.

키 170cm에 몸무게 80kg인 사람의 BMI 지수를 계산해보면 80÷(1.7×1.7)=27.6이 나오므로 비만에 해당한다.

체질량지수가 과체중이나 비만으로 나오더라도 복부지방이 많지 않고 생활에 불편을 느끼지 않으면 그다지 큰 신경을 쓰지 않게 된다. 그러나 그런 상태로 10~20년이 지나면 동맥경화로 인한 질병은 오지 않는다 하더라도 뼈와 관절에 오는 골다공증이나 퇴행성관절염 같

고도비만으로 인한 질병 발병률

병 명	발병률 (정상 BMI 대비)
암	1.6배
뇌졸중	2.2배
고혈압	3.5배
심장질환	6배
퇴행성관절염	4배
사망률	2배

* 고도비만: 체질량지수(BMI) 30 이상
[자료: SBS 건강스페셜 37회]

은 질병은 걸릴 수밖에 없다.

가만히 서 있기만 해도 무릎에는 체중의 1.2배나 되는 하중이 가해지고, 달릴 때는 무려 3~4배의 압력이 무릎에 가해진다. 예를 들어 체중이 70kg인 사람이 달리기를 하면 약 200~300kg의 압력이 무릎에 그대로 전달되는 것이다. 그만한 압력을 받아도 관절이 쉽게 손상되지 않는 것은 근육과 인대, 연골이 뼈를 보호하기 때문이다. 그러나 요즘 사람들의 관절은 많이 약해져 있어서 어느 정도의 압력에도 관절이 쉽게 손상을 입는다.

표준체중에서 5kg이 과체중일 때는 꿀이 가득 담긴 꿀병(2.4kg) 2병을 항상 갖고 다니는 것과 같고, 10kg이면 작은 쌀포대, 15kg일 때는 사과 한 상자 무게를 늘 갖고 다니는 것과 같다. 이것도 1년이 아닌 10년 이상 그런 무게를 항상 갖고 다녔다면 뼈 중에서도 가장 약한 관절의 연골(물렁뼈)이 온전할 리가 없다.

50년대에는 결핵으로 사망한 가족이 있는 가정의 혼사가 어려웠듯이 앞으로 관절염 환자가 더 많아지면 아내나 며느리를 고를 때 비만형이 아닐까 하는 우려를 먼저 하게 될 것이다.

과거에는 중년 남성들의 불룩 나온 배를 부와 인격의 상징으로 여겨 '사장님 풍채'라고 추켜세우기도 했다. 그러나 90년대에 들어와서 기업의 사장이나 회장은 체중관리를 잘하기 때문에 복부비만인 경우는 드물고, 도리어 젊은 회사원들의 복부비만이 증가하고 있다.

비만은 섬유질 음식에서 정백식으로 바뀌고, 소모하는 에너지에 비해 축적되는 에너지가 많아서 생긴다. 비만을 유발하지 않는 소식(小食)이 건강에 좋다는 것은 모두가 아는 사실이다. 그러나 명예욕이나 성욕보다 더 절제하기 어려운 것이 식욕이기 때문에 절제하면서 표준체중을 지킨다는 것은 어렵다.

영국의 다이애나 전 왕세자비도 생전에 체중 증가와 비만에 대한 강한 두려움 때문에 먹고 토하는 거식증으로 큰 고생을 했다고 한다. 먹음직한 정백식생활에서 표준체중을 유지하는 데는 반드시 노력이 필요하다.

3,500kcal를 소비해야 0.45kg을 감량할 수 있으므로 1kg의 체중을 줄이기 위해서는 7,000kcal 이상의 소비가 필요하다. 이것도 하루 이틀에 이루어지는 것이 아니라 매일 조금씩 지속적으로 소비할 때 가능하다. 영양학에 관심이 없는 사람은 7,000kcal라고 하면 감을 잡기 어렵다. 성인이 하루에 보통 섭취하는 열량이 2,000~2,500kcal이므로 즉 사흘을 굶었을 때 1kg을 뺄 수 있다는 결론이 나온다. 250kcal를 소모하려고 해도 가볍게 걷기는 70분, 배드민턴은 30분, 빨리 걷기는 25분을 해야 한다.

이런 수치를 알고 나면 살을 빼는 것이 어렵다고 쉽게 포기하기도 한다. 그러나 고칼로리 음식을 자제하고 저지방, 저칼로리 식생활로 바꿔주면 체중감량이 크게 어려운 것은 아니다.

방송에 나와서 이야기하는 사람마다 하루 세 끼는 꼭꼭 챙겨 먹어야 하고, 특히 아침은 머슴같이 먹어야 한다고 강조한다. 그러나 여기에는 정설이 없다. 자신의 취향에 맞게 식사를 하면서 칼로리만 줄이면 된다. 아침을 줄이든 저녁을 줄이든 관계가 없다. 저녁에 줄이는 것이 필자는 더 좋다고 여기지만 배가 고프면 잠이 잘 오지 않기 때문에 저녁을 거르는 것은 어렵다. 그러나 이것도 열흘 정도만 실시하면 어렵지 않다. 필자가 아는 여성 한 분은 저녁을 먹지 않고 있는데 몸매는 모델처럼 날씬하다. 그분의 말에 의하면 처음 열흘이 어렵지 열흘을 넘기면 어렵지 않았다고 했다.

저녁에는 모임이 많아서 저녁을 거르는 일이 정말 어렵다. 저녁 회식에 가서 과식하지 않고 배의 80% 정도(복팔분(腹八分))만 채울 수 있는 사람이면 능히 자신을 조절할 수 있는 사람이다. 몸이 비대한 사람은 병원 진찰 한 번 더 받는 것보다 저녁 회식 한 번 줄이는 것이 건강에는 더 유익하다.

아침을 거르는 것이 나쁘다고 하지만, 하루 두 끼 섭취하는 데는 아침 거르는 것이 제일 쉽다. 일부 영양학자들은 아침을 거르면 점심을 더 과식하게 되므로 탄수화물을 과잉섭취하면 지방으로 전환되어 몸에 축적되기 때문에 한 끼 굶는 것은 몹시 나쁘다고 열변을 토하지만, 그 사람이 직접 일주일만 아침을 안 먹게 되면 자신의 열변에 허점이 있었다는 것을 바로 알게 된다. 사흘까지는 공복감이 있어 더 먹게 되지만, 심한 사람도 5일을 넘기지 않고 평소에 하던 식사량으로 돌아온다.

과체중자도 아침을 먹지 않고 하루 두 끼만 먹어도 체중을 줄일 수 있다. 에너지 소모가 많은 일을 하는 사람은 구태여 두 끼를 먹을 필요가 없고 세 끼를 먹는 것이 건강에 유익하다. 정신적인 일을 하는 사람과 가벼운 노동에 종사하는 사람은 하루 두 끼를 먹어도 영양학적으로 전혀 문제가 없다.

연도별 성인 비만율 현황(BMI 25 이상)

	1998년	2001년	2005년	2007년
전체	26.0	29.2	31.3	31.7
남성	25.1	31.8	34.7	36.2
여성	26.2	17.4	27.3	26.3
고도비만율(BMI 30 이상)	2.3	3.1	3.5	4.1

[자료: 국민건강영양조사]

 소식을 하거나 하루에 두 끼를 먹으면 몸이 한결 가벼워진다. 이것은 체내 독소가 그만큼 줄어졌다는 뜻이다.

 현대의 병과 류마티스 관절염은 못 먹어서 온 병이 아니고 2차, 3차 식품으로 인한 열량과잉과 체내독소에 의해서 온 병이므로 체중 감량만 해도 류마티스 관절염이나 퇴행성관절염은 이미 3분의 1은 고친 병이 된다.

5. 입덧이 심하면 발병률이 높다

 류마티스 관절염은 남성보다는 여성에게서 3배 정도 더 많이 발생한다는 것을 앞장에서 말한 바 있는데 출산 후에 발병률이 더 증가하는 경우가 많다. 이것은 산후조리와도 관계가 있지만, 입덧이 심했던 여성에게서 발병률이 더 높다.

 출산 이후에 류마티스 관절염이 왔다는 여성들에게 임신기간에 입덧이 심하지 않았습니까? 하고 물어보면 70%는 입덧이 심하여 몇 개월간은 음식을 잘 먹지 못했다고 했다.

　입덧은 임신한 후 2~4개월 사이에 온다. 입덧의 정확한 원인은 밝혀지지 않았지만, 임신 중 태아의 성장을 돕는 태반에서 분비되는 생식선자극호르몬(HCG)의 분비 증가나 태반에서 분비되는 많은 에스트로겐이 위장을 자극하여 나타나는 증상으로 추정하기도 한다. 이외에 산모의 체질, 부신피질의 기능 이상, 갑상선기능 항진이 원인이라는 연구도 있다. 입덧은 아침 공복 때에 잘 오고, 4개월이 지나면 잘 하지 않는다. 4개월이 지나서도 계속 입덧 증상이 악화되어 영양장애나 심각한 구역질, 구토 등이 계속되는 것을 임신오조(妊娠惡阻)라고 한다.

　입덧은 산모의 영양상태와도 관련이 있으므로 '영양소 최소량의 법칙(다른 영양소는 많아도 최소로 필요로 하는 영양소 하나가 부족해서 결핍현상이 오는 것)'과도 밀접한 관계가 있다. 평소 가공식품을 좋아하거나 편식하는 여성들 중에서 입덧이 잘 오는 것은 인체가 필요로 하는 영양소를 골고루 섭취하지 못했다는 뜻이다.

　예전에 필자의 이웃집에 살았던 현주 어머니는 현주를 임신하고 나서 입덧이 너무나 심해서 둘째 아이 낳는 것이 두렵다고 했다. 입덧도 영양과 관계가 있으므로 임신하고 나서 화분을 먹으면 입덧은 자연히 없어진다고 알려주었다. 화분만이 아니고 현미식만 해도 한결 덜 할 수 있다. 화분 속에는 미네랄 성분이 많이 함유되어 있기 때문에 더 확실한 효과가 있다고 했더니 둘째를 임신한 뒤 화분을 먹게 되었다. 화분을 먹고부터 입덧을 모르게 되었고, 심하던 피로도 없어졌다고 했다. 현주 어머니는 왜소한 편이었는데 아기는 어머니보다 훨씬 더 건강했다.

입덧이 심한 사람은 본인과 태아를 위해서도 예방하는 것이 좋다. 가족 중에 혹 류마티스 관절염을 앓았거나 앓는 사람이 있다면 임신 기간이나 출산 후에 특히 몸 관리를 잘할 필요가 있다.

산후조리는 며칠 만에 끝나는 것이 아니다. 자궁은 평상시에는 자신의 주먹 정도의 크기이지만, 임신해서 만삭이 되면 본래 부피의 500배인 5ℓ까지 늘어난다. 출산 후 커져 있던 자궁의 크기가 원래대로 줄어들기까지는 보통 40일이 걸리므로 산후조리는 최소한 그 날짜만큼은 해주어야 한다는 결론이 나온다.

출산 후 며칠 만에 바깥에 나가 힘든 일까지 했다고 자랑하는 노모들의 이야기는 명심해 들을 이야기는 아니다. 그때 무리한 활동 탓에 일평생 요통과 신경통으로 고생하는 사람들을 우리 주위에서 흔히 볼 수 있기 때문이다.

70년대까지만 해도 약알칼리성체질에 세포막과 뼈가 튼튼해서 류마티스 관절염이 드물었지만, 지금은 산성체질에다 세포막과 뼈까지 약해져 있어 산후조리를 잘못하면 류마티스 관절염이 잘 올 수 있다.

류마티스 관절염이나 강직성 척추염은 유전병이 아니다. 그러나 부모가 이 병을 앓게 되면 자식은 일반인에 비해 발병률이 3배 정도나 높으므로 특별히 더 주의해야 한다.

6. 영국과 대만은 관절염 발병률이 높다

　50~60년대에 들을 수 있던 말 가운데 하나가 "결핵을 연구하려면 한국을 찾아야 하고, 관절염을 연구하려면 영국에 가야 한다."는 말이었다. 이 말은 한국에는 결핵환자가 많고, 영국에는 관절염 환자가 많다는 것을 뜻한다. 실제로 1950년대 한국인의 사망원인 1위가 결핵이었다. 그 당시 결핵 환자수는 130만 명이었고, 결핵으로 사망하는 인구도 연간 4만 명에 달했다.

　영국은 사면이 바다로 둘러싸인 섬나라로, 해양성 기후 탓에 습도가 높고 고기압과 저기압에 의한 변화 때문에 기후가 매우 변덕스러워 비가 잦다.

　한의학에서는 관절염이 오는 원인을 풍(風), 습(濕), 한(寒)으로 보고 있다. 이 중에서도 큰 비중을 차지하는 것이 습(濕)이다. 관절이 쑤시면 비가 온다는 속설이 있듯이 축축하고 습한 날씨는 관절에 좋지 않아서 통풍이나 관절염을 더 악화시키기도 한다.

　이런 이유로 영국뿐만 아니라 대만도 관절염이 많이 발생할 수 있는 조건을 갖추고 있다.

　필자가 예전에 3박 4일 일정으로 대만 관광을 간 적이 있다. 9월 하순이면, 우리나라에서는 여행하기 좋은 날씨이지만, 대만에서는 4일 중 3일은 계속 비가 와서 비옷과 우산을 갖고 다니면서 관광을 했다. 4일간이나 있었지만, 햇빛은 보지 못했다.

　가이드는 "대만은 비가 잦고 습도가 높아서 여성들이 화장하면 금세 지워지고, 진하게 화장을 하면 도리어 흉하게 보여서 잘 하지 않는다. 그리고 대만에 진출하면 실패하는 산업이 하나 있는데 그것이 바로 화장품 산업이다."라고 했다.

　호텔방마다 에어컨을 켜서 습기를 제거한다고는 했지만, 이불에 들어가면 기분이 나쁠 정도로 습한 느낌이 들었다.

　가이드의 안내로 한 건강식품 판매점에 들어갔을 때 "대만에서는 습도가 높아 관절염 환자가 많습니다. 정부에서는 여기에 대한 연구비를 많이 지원해서 지금은 좋은 약이 많이 개발되었습니다." 하고 사전에 침을 몇 대씩 우리에게 놓은 뒤 제품을 홍보했다.

　판매하는 분은 K대 한의학과를 졸업하고, 대만에 유학 왔다가 아르바이트로 일하고 있다고 자신을 소개했다.

　홍보하는 제품은 대만 고산지대에서만 사는 야생사슴의 태반(胎盤)으로 만든 건강식품으로 관절염에는 특효라고 했다. 이것을 먹으면 어떤 관절염도 2개월이면 낫는다고 하니 여기저기서 구입하는 사람들이 많았다.

　인간은 만물 중에서 가장 영특하면서도 때로는 가장 어리석은 존재임을 그 자리에서 알 수 있었다. 사슴목장에서 키우는 것도 아닌 야생 사슴이 얼마나 많기에 그 많은 태반을 구할 수 있겠는가? 게다가 사슴 태반은 관절염 치료와는 거리가 먼 약재이다. 사슴 태반과 사물탕 약재 등을 달여서 만든 '녹태고(鹿胎膏)'는 생리불순 치료와 강장제로 쓰이고, 고대 중국왕실에서는 사슴의 태반을 피부미용에 사용해왔다.

　관절염이나 암에는 특효약이 없다는 것이 정설인데, 2개월 만에 낫는다고 하니 모두가 거기에 도취되어 제품을 구입하기 바빴다.

　필자의 경험에 의하면 관절염은 발병 초기이거나 18세 미만의 청소년이 발병했을 때는 3~4개월 만에 낫는 경우가 있다. 그것도 한두 가지 물질로 낫는 것이 아니라 몇 가지를 복합적으로 사용했을 때 가능하다. 그런데 그곳에서는 모든 관절염이 2개월이면 낫는다고 했다.

중국인들 특유의 과장된 표현은 익히 알고 있었지만, 해도 너무하다는 생각이 들었다. 한국 관광객들에게 직접 판매하는 사람들은 한국인들이지만, 이들은 대만인 업주가 시키는 대로 하는 앵무새에 불과한 사람들이었다. 그리고 판매실적에 따라 수당이 늘어나기 때문에 본의 아니게 그런 황당한 과대홍보까지 서슴없이 하는 것으로 생각되었다.

이제는 우리나라에도 관절염 환자가 급증하고 있기 때문에 이를 연구하기 위해 영국이나 대만을 찾을 필요는 없게 되었다.

3 류마티스(퇴행성) 관절염은 불치병이 아니다

1. 류마티스(퇴행성) 관절염은 불치병이 아니다

　인간이 동물과 다른 점 중의 하나가 직립보행(直立步行)을 하는 것이다. 이 때문에 다른 동물들에 비해 관절에 압력을 많이 받게 된다. 그렇지만 뼈마디 밑에는 연골이라고 하는 물렁뼈가 있고 이것을 보호하기 위한 주머니 모양의 관절낭(關節囊) 속을 비단처럼 보드라운 활막(滑膜, 윤활막)이 감싸고 있어서 마찰을 줄여 준다. 거기에다 활막에서 분비되는 끈끈한 활액(滑液)이 완충역할을 하여 관절과 관절의 마찰을 줄여 마모를 최소화해준다.

　기계에 윤활유가 적으면 베어링끼리 마찰되는 소리가 나면서 베어링의 마모가 시작되듯이 관절도 활액이 적으면 활막과의 마찰이 잦아지면서 소리가 나고 활막이 상하게 된다. 거기에서 나오는 유해물질과 체내에 머물러 있던 독소가 서로 결합하면서 집단유해물질을 형성한다.

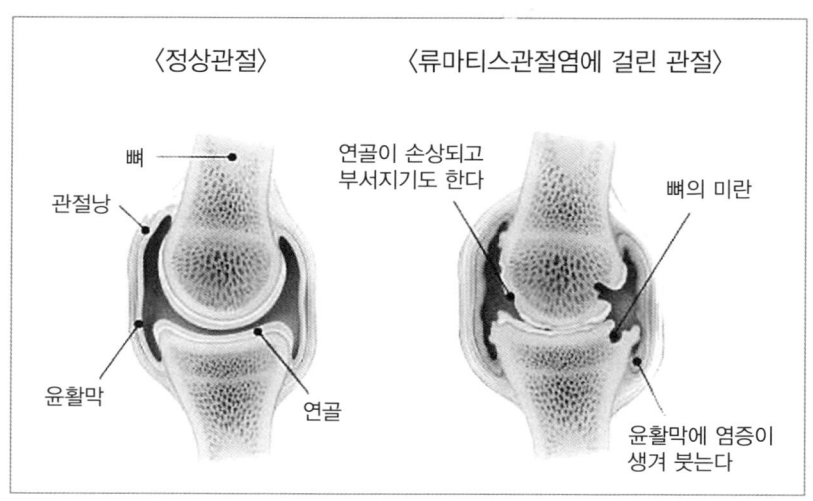

쇠가 산소에 의해 부식되듯이 관절도 집단유해물질 때문에 활막이 상하여 부식되듯 떨어지면서 연골에 염증과 손상을 입게 되는데 이것이 류마티스 관절염이다.

류마티스 관절염은 남성보다 여성의 발병률이 3배 정도 더 높다. 또 관절염을 일으킬 때는 한쪽만이 아니라 양쪽 관절까지 발병케해야 직성이 풀리는 고약한 습성까지 갖고 있다. 관절 중에서도 류마티스가 제일 잘 오는 부위가 손가락 둘째마디관절과 무릎관절이다. 몸이 다소 비대한 사람은 무릎관절에 먼저 오고, 손으로 일을 많이 하는 사람에게는 손가락과 손목에 잘 온다.

손가락에는 첫째마디 관절보다는 집단유해물질이 머물기 좋은 둘째마디 관절에 잘 온다. 손가락 마디 중에서도 둘째마디 관절은 쓰임이 많으므로 어느 마디보다 결합조직이 더 상해 있어서 류마티스 인자가 침입하기 더 쉽다.

비대하고 일을 많이 한다고 해서 관절염이 오는 것은 아니다. 체질이 산성인 데다가 체내에서 만들어진 유해물질들이 가장 약한 관절에 축적될 때 염증을 갖게 되면서 발병한다.

심한 사람은 사지의 관절뿐만 아니라 턱관절에까지 와서 음식물을 씹기도 어렵게 된다. 또한, 침과 눈물이 마르게 되는 쇼그렌증후군(Sjogren's syndrome)이 동반되는 경우, 침의 분비가 감소하여 소화 장애까지 오는 수도 있다.

'등다래' 제품에는 액티니딘(actinidin)이라는 성분이 많이 들어있어서 몸을 따뜻하게 하고, 타액과 연골에 수분을 많게 함으로 관절에 소리 나는 사람도 3~4개월 섭취하면 소리가 나지 않는다. 그러나 기관지에 가래(痰)가 많은 사람은 가래를 더 많게 할 수 있으므로 섭취하지 않는 것이 좋다.

류마티스 관절염은 집단유해물질이 관절에 침범하여 활막에 염증을 유발하는 것이므로 염증을 잡아주지 않고서는 근본적인 해결방법이 없다. 다행히 프로폴리스, 키토산, 콘드로이틴황산, 어성초, 화분 등의 물질을 이용하면 기능성 식품으로도 염증을 잡을 수 있기 때문에 이제는 류마티스 관절염도 더 이상 불치병이 아니다.

2. 기능성 식품과 의약품의 차이

기능성 식품은 어떤 질병에 섭취해도 거의 부작용이 없고, 장기간 섭취해도 해가 없다. 그리고 그 기능성도 다양하여 증상에 따라 그 효과가 다르다.

화분은 빈혈, 두통, 전립선염, 야뇨증, 경부림프선염, 허약체질에 뛰어난 효력이 있고, 프로폴리스는 위장병, 인후염, 장염, 혈액순환 장애, 알레르기, 기침이나 비염 등에도 어느 약보다도 그 효력이 뛰어나다.

키토산은 기관지염, 류마티스 관절염, 퇴행성관절염, 암, 디스크, 장염 등에 좋다.

콘드로이틴황산 성분이 함유된 상어연골은 관절뿐만 아니라 연골의 파괴를 억제하는 작용이 뛰어나서 류마티스 관절염, 신경통, 요통에도 좋은 효과를 나타낸다.

이런 기능성 식품은 단독으로 섭취하는 것도 좋지만, 복합적으로 섭취했을 때는 약과 비교해도 손색이 없는 물질이다.

1982년 부산에서 창립하여 매월 마지막 주 월요일에 정기모임을 갖는 '자연건강연구회'의 회원 중에는 약사도 몇 분이 있다. 이분들이 한결같이 하는 이야기가 마음 놓고 3개월 이상 복용할 수 있는 약이 없고, 대부분의 약이 장기간 복용했을 때 득보다는 해가 많다는 것이다. 장기 복용할 수 있는 약으로는 종합영양제, 비타민제, 효모 등 손으로 꼽힐 정도로 그 수가 적다고 했다. 그분들은 병이 나도 약은 복용하지 않고 자연요법으로 치유한다.

필자는 20년간 질병으로 고생하면서도 병은 의사가 고치거나 약으로 고친다는 고정관념에서 한 치도 벗어나지 않았던 사람이다. 그래서 그 흔한 건강서적도 한 권 읽지 않았다. 그러던 필자가 이 방면에 몰두하게 된 것은 둘째 아들이 초등학교 1학년 때 아버지가 앓고 있는 류마티스 관절염에 걸렸기 때문이다. 나는 오래되어 고치지 못하

기능성 식품과 합성 의약품의 차이

항 목	기능성 식품	합성 의약품
치료방법	영양소를 보충해주고 생체기능을 원활히 함으로써 효과를 얻는다.	병 증세에 따라 직접적으로 작용함으로써 효과를 얻는다.
사용량	섭취량의 몇 배를 더 섭취해도 해가 없다.	복용량을 엄격하게 지켜야 한다.
사용기간	오래 섭취할수록 좋다.	장기간 복용은 피한다.
병용사용	의약품과 병용해서 섭취할 수 있다.	의약품 혼용 시 부작용 우려되므로 신중히 복용해야 한다.
부작용	거의 없다.	부작용은 상시 발생할 수 있다.
명현반응	좋도록 하기 위한 반응으로 올 수 있다.	적다.
효능과정	자연치유력에 의해 서서히 나타난다.	효과는 빨리 나타나지만 약효가 떨어지면 다시 재발하기 쉽다.
적용범위	여러 질병에 다양한 효과가 있다.	국한된 질병에만 해당된다.
유독성	독성이 적으므로 다양한 연령층이 섭취할 수 있다.	유독성이 있기 때문에 의사나 약사의 지시에 따라 복용해야 한다.

더라도 오래되지 않은 자식의 병만은 혹 고칠 길이 있지 않을까 하는 생각에서 노력했던 것이 자식의 병뿐만 아니라 필자의 병까지 고치게 되었다. 거기에서 중단하지 않고 더 노력하다 보니 발병 원인을 이론적으로 정립할 수 있게 되었고, 여기에 도움되는 제품까지도 개발할 수 있었다. 이 모든 것을 단순한 우연으로 볼 수도 있지만, 여기에는 보이지 않는 하나님의 섭리가 분명히 있었던 것이다.

3. 껍질 부족으로 온 병은 껍질로 치료

　산불 진화방법 가운데 불이 타고 있는 앞쪽 맞은편에 의도적으로 맞불을 놓아 마주 타들어 가게 함으로써 산불의 확산을 막는, 불을 불로써 막는 방법이 있다. 또 한방에서 이열치열(以熱治熱)이라 하여 열을 열로써 다스리는 방법이 있듯이 껍질 영양소 부족으로 온 류마티스 관절염은 껍질물질로 고칠 수 있다. 그중의 하나가 프로폴리스이다. 프로폴리스는 벌이 식물의 수지(樹脂)성분에 타액, 밀랍, 꽃가루 등을 첨가해 수지의 효능을 극대화시킨 것이다. 수지는 나무의 껍질에서 분비되는 청혈 및 항균성 물질로 세균이나 바이러스 침입 때에는 방어물질이면서 상처가 났을 때는 치료물질이다. 이것을 인간이 사용해도 동일한 효력을 나타낸다.

　벌이 식물에서 채취한 프로폴리스 이외에 키틴·키토산도 게나 새우 등의 갑각류(甲殼類) 껍질에서 얻은 물질이다. 단단한 껍질로 이루어진 게, 새우, 바닷가재 같은 갑각류 껍질은 탄산칼슘과 단백질, 키틴이 주성분이고, 이 외에 색소, 미네랄, 유기물질 등이 미량으로 함유되어 있다.

　키틴·키토산에는 항균, 항염증작용에 면역을 강화시키는 작용도 있다는 것이 많은 학자들에 의해 증명되었다. 분말 키토산을 베인 상처에 뿌려주면 화농되지 않고 잘 낫는다.

　가정에 상비약도 구비할 수 없었던 예전에는 칼이나 낫에 베였을 때 오징어뼈 가루를 상처에 뿌려주면 신기하게도 잘 나았다. 한의학에서도 오징어뼈를 해표초(海螵蛸)라고 하여 출혈증상에 지혈제로 쓰고, 동의보감에는 오징어의 등뼈인 '오적어골(烏賊魚骨)'이 "부인의 하혈과 혈붕(血崩, 대량출혈)을 치료하고, 충심통(蟲心痛, 기생충으로 인해 가슴 통증과 구토 증상이 있는 병)을 멎게 한다."고 했다. 오징어뼈의 이러한 효능은 거기에 함유된 키틴·키토산의 항균작용에 의한 것임을 알 수 있었다.

또한, 키토산이나 키토산을 효소 분해한 키토올리고당(chitooligosaccharide)은 면역력 증강, 콜레스테롤 개선에도 뛰어난 효능이 있다.

키틴·키토산은 연간 1,000억 톤 이상 생산되는 것으로 알려져 있다. 이렇게 많은 양이 생산되고 있는 것은 갑각류의 껍질에만 함유된 것이 아니라 연체류의 껍질과 근육, 곤충의 외피, 곰팡이와 세균의 세포벽 등에도 키틴이 함유되어 있기 때문이다.

60조나 되는 우리의 세포막은 대부분 단백질과 지질로 이루어져 있으며 그 외에 탄수화물과 극소량의 미량영양소로 구성되어 있다. 이것도 미량영양소의 부족으로 세포막은 약해질 대로 약해져 있어서 젖산, 활성산소, 스트레스 등에 손상을 입게 되고 이로 인해 만들어진 유해물질이 류마티스 관절염과 암을 유발하는 요인이 되고 있다.

그 치료물질로는 식물의 껍질에서 얻을 수 있는 프로폴리스와 바다에서 생산되는 게나 새우의 껍질, 주변에서 볼 수 있는 딱정벌레의 껍질에서도 찾을 수 있다. 류마티스 관절염은 연골이 파괴되는 병이기 때문에 동물의 연골이나 상어연골을 섭취하면 거기에 들어 있는 콘드로이틴황산이 연골의 치유력을 높이는 데 핵심적인 역할을 한다.

4. 해냈다!

　제품을 드시는 사람들의 상태에 관해 안부전화를 하는 것은 상업성을 떠나 도의적인 예다.

　1개월 전까지는 명현반응(호전반응) 때문에 효과를 못 느낄 수도 있지만, 40~50일 지나서 전화하면 70% 이상이 좋아졌다는 반응들이다. 이것도 '류마-21'을 개발하기 전이다.

　1997년에 들어와서 염증을 잡아야 류마티스 관절염을 고칠 수 있다는 이론을 정립하고서 여기에 맞는 제품(류마-21)을 개발한 지 얼마 되지 않았을 때이다. 원고(염을 잡아야 류마티스 관절염이 낫는다)를 쓰는데 몰두하다 보니 시간적인 여유가 없어, 제품을 섭취하시는 분들에게 안부전화도 하지 못한 것이 마음에 걸렸다.

　오늘 저녁에는 몇 명의 고객에게 전화를 해봐야겠다는 생각이 들어 서울에 사시는 신ㅇ악(62세, 여) 씨에게 전화하니 아주 반가워하셨다. 4개월 전에 류마티스 관절염으로 한쪽 무릎 관절을 수술했는데 지금은 수술한 관절이 더 아프고, 수술하지 않은 관절은 오히려 통증이 없고 다른 관절들도 매우 좋아졌다면서 서울에 오면 식사라도 대접하고 싶다고 했다.

　김천의 정ㅇ희(37세) 씨는 1년 전에 류마티스 관절염이 다발성으로 왔던 분이다. 손가락의 부기가 아직은 남아 있고 다리는 약간씩 절면서 걸었는데, 두 달 정도 먹고서는 그것이 완전히 없어져서 정상적인 걸음을 걷는다고 했다.

　익산의 조ㅇ희(58세) 씨는 5~6년 전부터 다발성으로 관절염이 와서 부신피질호르몬제를 많이 사용했는데, 몇 달 전부터는 심한 부작용이 와서 끊었더니 피로가 많고 통증도 아주 심하다고 했던 분이다.

2개월 조금 넘게 두리원 제품을 드셨는데 피로가 한결 덜해지고, 통증도 완화되어 이제는 살 것 같은 기분이 들어 병이 절반 이상은 나은 것 같다고 했다. 병원에 그렇게 다녀도 효과가 없었는데, 이런 제품을 개발해서 정말 고맙다고 했다. 이것은 세 사람에게 전화해서 세 사람 모두에게서 들은 효과의 반응이었다.

한 달 전에는 의성에 사는 한ㅇ희(경북 의성군 의성읍 도동2동 80-1. 해인APT ㅇㅇㅇ호) 씨로부터 전화를 받았었다. 양 손가락이 부어서 생활하기 불편했는데, '류마-21'을 1개월 섭취하고 나니 많이 좋아졌다면서 그렇게 빨리 효과를 볼 수 있느냐? 하는 내용이었다. 류마티스는 염증만 잡아주면 빨리 나을 수도 있는 병이라고 일러주었다. 열흘 뒤쯤 부산에 볼일이 있어 오는 길에 일부러 찾아오셔서 감사하다는 인사까지 하고 가셨다.

필자가 류마티스 관절염으로 치료를 받고 있었을 때 의사 한 분은 류마티스 관절염은 돈을 한 짐 지고 와도 고친다고는 말할 수 없는 병이라면서 때에 따라서는 평생 약을 먹어야 한다고 솔직하게 말해주던 이 병이 이제는 완치할 수 있는 병이 된 것이다.

간혹 필자가 무리를 했을 때는 관절에 통증은 없어도 전에 앓았던 관절에서 피로가 항상 먼저 찾아왔다. 그러나 이제는 그것마저 말끔히 없어진 것을 보고, 류마티스 관절염은 변형만 되지 않았으면 완전히 고칠 수 있는 병임을 확신했다. 변형되었다 해도 더 진행하지 않고 통증까지도 없게 할 수 있다는 것을 오늘 전화 확인으로 입증된 것이다.

류마티스 관절염만이 아니라 피로물질까지 제거하기 때문에 운동선수들이 경기 전후반을 뛰어도 피로를 줄이고 회복을 빠르게 하는 기능성도 갖고 있다.

　'하나님 감사합니다. 하나님께서 저를 도와주셨습니다.'라는 감사가 저절로 나왔다. 35년 전 목숨을 스스로 끊을 수 없어 지리산의 한 무인지경(경남 산청군 단성면 백운리 먹바위골)에 들어가 2년간 무공해인간생활을 하면서 뱀을 잡아먹고, 약초를 캐 먹으며 이 사회에 기여할 수 있는 한 사람이 되게 해달라고 매일 밤 쏟아질 듯한 별을 바라보며 드렸던 그 기도가 이제 응답된 것이다(『무공해 인간의 목소리』 참조).

　7~8년 전 교육청에서 시행하는 큰 세미나에 강사로 초청을 받았지만, 4년제 대학 졸업장이 없다는 이유로 무산되기도 했다. 그런 수모를 당했던 이 김해용이 98년 8월 서울 강남의 한 종합병원 대강당에서 대체의학을 연구하는 의사들 앞에서 '프로폴리스의 효능'이라는 제목으로 강의할 때는 그 자리가 내게는 대통령과 면담하는 것보다 더 귀한 자리였다.

　이 책을 통해 류마티스 관절염이 오는 원인을 밝혔고, 고칠 수 있는 이론을 제시했고, 거기에 맞춰 개발한 제품이 류마티스 관절염을 근본적으로 고칠 수 있다고 생각하니 갑자기 흥분되어 두 주먹을 힘껏 쥐고, "이 김해용이 해냈다!"고 외쳤다.

　늦은 시간이어서 사무실에 아무도 없었기에 망정이지 있었다면 틀림없이 이상한 사람으로 보았을 것이다.

5. 류마-21(Rheuma-21)

　오늘날 류마티스 관절염 환자가 이렇게 많아진 것은 식물의 껍질을 버리고 먹는 잘못된 식생활 문화와 화학비료의 남용으로 토양이 나빠진 데 그 원인이 있다고 여러 차례 설명해 왔다.

　식물의 껍질은 그 식물을 보호할 수 있는 다양한 영양소로 구성되어 있어서 세균이나 바이러스를 방어할 수 있는 강한 물질로 이루어져 있다. 거기에 함유된 섬유소(cellulose), 미네랄(mineral), 비타민(vitamin)의 함량비율은 어느 조직보다 높다. 인간이 이것을 버리고 먹기 시작한 뒤부터 우리 몸에 있는 세포막(細胞膜)의 방어능력이 약해지면서 류마티스 관절염, 퇴행성관절염, 암, 당뇨 같은 질병의 발병률이 높아졌다.

　좋은 재료가 좋은 제품을 만들어 내듯이, 건강도 좋은 식생활에서 얻을 수 있다. 지금 우리가 먹는 음식물은 건강에 도움을 주는 합격품이 아니라 모두 함량 미달의 불합격품들이다.

　이것은 마치 아파트 건설 때 설계도면대로 철근을 넣지 않고 절반만 넣고 부실 시공한 아파트와 유사하다. 지금 우리 몸은 철근(미네랄)과 시멘트(비타민)가 부족한 부실 공사 때문에 균열(골다공증)이 가는 고층건물과 같아서 때로는 큰 보수공사(인공관절수술)를 해야 하고, 수시로 땜질(작은 수술)을 받아야 할 정도로 반건강체로 살아가는 것이 지금 우리의 건강 상태다.

　껍질 영양소의 부족으로 질병이 왔다면 껍질의 특수 영양소를 적절히 공급하면 어떤 질병이든 고칠 수 있다는 결론이 나온다. 쌀의 속껍질인 쌀겨(米糠)에는 비타민B가 많아서 각기병의 치료제가 되고, 조

효소제 역할까지 하므로 대사과정에서 생성되는 노폐물을 적게 발생시켜 암을 비롯한 당뇨, 심장병, 신장염, 고혈압, 류마티스 관절염 등 어느 질병에 사용해도 좋다. 그러나 우리는 이것을 모두 깎아내어 벌레도 영양가 없다고 먹지 않는 구분도·십분도의 흰쌀을 즐겨 먹고 있는 것이 현실이다.

밀기울에는 칼륨, 마그네슘, 칼슘, 아연, 셀레늄 등 다양한 성분과 많은 식이섬유가 함유되어 있어서 암이나 당뇨 예방은 말할 것도 없고 치유할 수 있는 성분까지 들어 있다. 그러나 이것 역시 철저히 버리고 있다. 우리가 십분도쌀을 선호하듯이 미국인들은 회분(灰分) 함량이 낮은 1등급 밀가루를 좋아한다. 그렇다 보니 암환자가 전체인구의 3.5%인 980만 명을 차지하고(2004, 미국 질병통제예방센터(CDC)), 류마티스 관절염 환자는 210만 명으로 추정되고 있다(2006년). 치료와 건강유지를 위해 천문학적인 많은 액수가 지출되고 있지만, 옛날의 껍질음식문화로 다시 돌아가지 않는 한 '밑 빠진 독에 물 붓는 것'과 같은 현상은 계속 이어질 수밖에 없다.

류마티스 관절염은 염증성 질환이기 때문에 그것을 치유할 수 있는 성분을 껍질에서 얻을 수 있다. 나무의 껍질에서 나오는 수지가 주성분인 프로폴리스와 게나 새우 등의 갑각류에 함유된 키틴·키토산이 여기에 속한다. 키토산(Chitosan) 그 자체로는 흡수가 잘 되지 않는다. 그러나 여기에 효소 분해하여 체내에서의 소화 흡수율을 높인 키토올리고당은 항균작용과 면역력 증강, 콜레스테롤 개선에 뛰어난 효과가 있다.

'류마-21'에는 키토올리고당, 상어연골, 프로폴리스(propolis), 글루코사민 등이 함유되어 있다.

송아지, 돼지 등 동물의 연골은 모두 비슷한 효능이 있지만, 그중에서도 상어연골은 연골의 파괴를 억제하는 작용이 뛰어나고, 다른 동물에 비해 많은 양을 얻을 수 있기 때문에 주목받고 있다.

프로폴리스는 식물이 세균이나 바이러스의 침입을 막으려고 내는 수지를 벌이 턱으로 뜯어서 채취하면서 침샘 분비물(타액), 밀랍, 꽃가루 등을 넣어 오랫동안 숙성시킨 것이다. 프로폴리스는 식물의 방어물질과 벌의 효소가 첨가된, 식물과 곤충이 합작해서 만들어낸 자연항생물질이다.

프로폴리스는 류마티스 관절염보다 암이나 간질환에 더 강한 작용을 한다. 류마티스에는 다소 효능이 약하지만, 그것을 보완하고자 키토올리고당과 상어연골을 첨가해 프로폴리스의 효력을 극대화시켰다. 류마티스 관절염에는 어느 한 가지의 물질을 사용하는 것보다도 복합적으로 사용하는 것이 효력을 더 높이게 된다.

류마티스 관절염에는 어느 한 가지의 물질을 사용하는 것보다도 복합적으로 사용하는 것이 효력을 더 높이게 된다.

'류마-21'에 함유된 갑각류 껍질(바다)+연골(동물)+프로폴리스(식물과 곤충의 합작품) 이 세 가지 원료 속에는 바다, 동물, 식물, 곤충의 기운(氣運)까지 들어 있다. 이것을 확대하면 자연의 기운이 총망라된 기능성 식품이 된다.

'류마(Rheuma)'라는 제품명은 류마티스 관절염(Rheumatoid Arthritis)을 의미하고, '21'은 21년간 류마티스 관절염을 앓았던 사람이 개발했다는 뜻에서 지었던 이름이다. '21'은 또 21세기를 뜻하기도 한다. 2000년대에는 더욱 빛을 발할 제품이 될 것이다.

6. '류마-21'은 전립선 질환에도 효과

"병은 알려야 낫는다."는 속담이 있다. 병을 숨기다 보면 더 악화되기 때문에 주변에 미리 알려 초기에 병을 치료해야 한다는 뜻이다. 하지만 남에게 드러내놓고 말하기가 꺼려지는 병이 비뇨기 계통의 질환이다. 성병에 걸린 사람 중에 본인이 성병에 걸렸다고 스스 말할 사람은 없듯이 전립선염이 있는 사람 역시 자신이 전립선염을 앓고 있다고 드러낼 사람은 거의 없다.

오래전부터 화분과 어성초 제품으로 전립선염을 낫게 한 사례가 많았지만, 자신이 나은 후 다른 사람을 데려온 경우는 같은 배에 탔던 동료 선원을 데리고 온 분 외에는 없었다.

전립선염이 있다면서 찾아온 한 고시생은 신경이 온통 그쪽에 가 있고, 집중력도 떨어져 공부하는 것이 머리에 잘 들어오지도 않는다고 했다.

전립선염이나 전립선비대증이 있으면 소변 줄기가 가늘고, 양이 적기 때문에 밤에도 몇 시간을 참지 못해 자다가 일어나는 사람이 많다. 심한 경우 밤에 대여섯 번이나 일어나서 소변을 봐야 한다는 사람도 있었다.

자다가 한두 번 일어나 소변을 본다면 전립선이 나쁜 사람이다. 이런 사람은 정력도 약하고, 조루증도 있을 가능성이 크다.

소변을 취침 전에 보고, 자고 일어나서 볼 수 있는 사람이면, 전립선에는 이상이 없다고 할 수 있다.

필자가 아는 50대 K 씨는 전립선비대증이 있어서 소변을 자주 본다고 했다. '류마-21'을 K 씨에게 섭취케 했다. 50일까지 별 효과가 없다던 K 씨가 섭취한 지 두 달이 넘어서니 소변 줄기가 굵어지고, 소변량이 많아졌다고 했다. 앞으로는 밤에 자다가 일어나는 일은 없을 것이라고 일러준 바 있다.

'류마-21'에다 혈액순환에 도움을 주는 '프로-킹(PRO-KING)'과 화분제품인 '바이오폴렌'을 같이 섭취했을 때 그 효과는 더욱 확실했다. 4개월 섭취했을 때 밤에 소변을 세 번이나 보던 사람이 편안히 잘 수 있게 되었다고 했다.

7. 피로를 만드는 염증이 만병의 근원

피로는 체내의 음식물 대사과정에서의 불완전대사나 심한 운동에 의해 축적된 L-젖산(L-lactic acid)이 원인이라는 것이 지금까지의 학설이다. 그러나 심한 피로는 염증에서 유발된다고 말할 수 있다. 본인이 그러한 피로를 겪었던 사람이기 때문이다.

관절의 고통이 심할 때는 몸이 천근이나 되는 것 같이 무거워서 손가락 하나 움직이는 것조차 싫었고, 집안에 불이 나도 바깥으로 나가지 않고 누운 그 자리에서 그 상태로 당하겠다는 생각마저 했던 사람이다.

건강을 되찾은 뒤에도 무리했다고 여겼을 때 피로가 제일 먼저 찾아오는 곳은 전에 병을 앓았던 관절부위였다.

순금(純金)도 순도 100%는 없고 99.9%만이 있다. 완벽하게 정제해도 그 속에는 0.1%의 이물질이 있기 때문이다. 류마티스 관절염도 마찬가지로 100%의 완치는 어렵고, 0.1%의 부위에서 피로물질이 나올 수 있다고 생각했다. 성형수술을 해도 작은 흔적이 남는데, 21년간 앓았던 관절에서 그 정도는 당연하다고 여겼다.

그러나 염증을 제거하는 '류마-21'을 3개월간 섭취하고부터는 0.1%의 염증에서 나오던 피로물질마저 없어졌다.

필자의 하루일과는 새벽 5시 반에 기상해서 9시까지 사무실에 출근하고, 책 원고를 쓰느라 밤 10시쯤 퇴근한다. 이렇게 늦게 퇴근을 해도 몸의 피로나 관절의 피로는 조금도 없다.

가벼운 피로는 음식물에 의해서 오지만, 심한 피로는 튼튼하지 못한 세포막이 여러 유해물질에 시달리면서 발생한 염증에 의해서 온다. 1차 식품을 먹으면 피로가 적어지는 것은 세포막을 강화하기 때문이다.

우리 몸에 있는 세포 하나하나를 놓고 보면 모두가 튼튼한 세포로 보인다. 그러나 그 세포에 미세한 흔적이라도 있으면 거기에서 발생하는 유해물질은 있게 된다. 그것도 60조의 세포에서 나오는 것이 모두 합쳐지면 강한 피로물질이 된다.

필자는 억(億)하면 숫자의 감을 잡을 수 있어도, 조(兆)하면 숫자의 감을 잡지 못한다. 그러나 1억짜리 아파트 1만 채의 값이 1조가 된다는 것을 알고 나니 그제야 감을 잡을 수 있었다. 1조에 60을 곱한 것이 우리 몸에 있는 세포의 숫자다.

피로도(fatigue degree) 측정은 생화학적 검사, 근육 생리학적 검사, 신경 감각적 검사 등의 방법을 통해 하는 것으로 알고 있지만, 1개 세포에서 1억분의 1의 피로물질이 배출된다 해도 60조이면 거기에서 나오는 피로도는 엄청난 수치일 수 있다.

관절에 이상이 있는 사람은 관절의 염증만 없애주면 피로가 먼저 없어지고, 통증도 점차 완화된다. 간에도 염증이 있을 때 거기에서 피로가 발생하고, 암도 암세포가 확산될 때 통증이 오고 피로가 생긴다.

특정한 부위에 이상이 없으면서 피로가 많은 것은 전체 세포에서 미세한 염증이 있어 거기에서 피로물질을 만들어 내기 때문이다. 이 염증을 없애주면 피로는 자연히 없어진다.

운동선수들이 금지약물인 스테로이드제(예: 애너볼릭 스테로이드)를 몰래 복용하거나 주사로 맞는 것은 약 기운이 있는 동안 부신피질 호르몬의 작용으로 세포막과 결합조직의 염증을 잡아주므로 피로가 없어지고, 근육이 강화되어 운동능력이 향상되기 때문이다. 그러나 그 효과 못지않게 부작용 또한 심각하다.

운동선수들이 스테로이드 제품을 먹지 않고서도 염증을 잡는 방법만 있으면 피로는 자연히 없어지고 몸은 날아갈 듯이 가뿐해진다.

류마티스 관절염은 염증을 잡아 주어야 근본적인 완치가 가능하다는 이론을 정립하고, 거기에 맞춰서 '류마-21'을 개발하게 되었다. '류마-21'은 안전한 건강식품으로 개발되었기 때문에 검출되는 약성물질도 없고, 장기간 섭취해도 스테로이드 제품에서 올 수 있는 부작용 같은 것도 없다. 섭취 후 30일 이후부터는 세포의 염증을 잡아주기 때문에 피로가 줄어들기 시작한다.

비타민이나 카페인이 든 피로회복제는 효과가 일시적이지만, '류마-21'은 자가독소에 의해 발생한 염증을 잡아주기 때문에 피로가 근본적으로 해결된다.

이것이 모든 질병을 예방할 수 있는 근본적인 방법일 뿐 아니라 질병 치유에도 도움이 된다.

8. 피로회복, 체력증진에도 '류마-21'

　박○숙(울산시 남구 신정2동 1622-1 우성APT ○○○호) 씨로부터 관절이 좋지 않고 몸이 피곤해서 직장생활 하기가 너무 힘이 들어 하루에도 몇 번씩 피로회복제를 먹지만 별 효력이 없다는 상담전화를 받았다.

　"단순히 피로물질이 축적되어 오는 피로일 때는 피로회복제를 드시면 일시적으로나마 효과를 볼 수 있습니다. 그러나 관절염에 의해 오는 피로라면 쉽게 풀리지 않습니다. 관절의 염증만 잡아주면 피로는 자연히 없어지게 되고 관절도 좋아지게 됩니다. 지금은 류마티스 관절염이 초기이지만, 그것이 더 진행되었을 때는 피로에다 심한 통증까지 동반되어 직장생활뿐 아니라 가정생활에도 어려움이 있습니다."

　"몇 개월이면 낫겠습니까?"

　"1년 정도면 나을 수 있습니다. 젊은 사람은 그 안에도 낫습니다."

　류마티스 관절염에 대해 조금이라도 지식이 있는 사람이면 "류마티스 관절염은 고질병인 데다가 특효약도 없는데 그렇게 장담할 수 있느냐?"라고 반문할 수도 있다. 류마티스 관절염은 염증을 잡아야 낫는다는 것을 몰랐을 때는 이렇게 확신할 수 없었다. 그러나 '염증을 잡아 주면 낫는다.'는 것을 알고 '류마-21'을 개발했을 때 류마티스는 더 이상 고질병이 아니고 쉽게 고칠 수 있는 병이라는 것을 알게 되었다.

　박○숙 씨는 '류마-21', '등다래'를 9월 10일부터 같이 먹기 시작했다. 한 달이 넘어서니 피로가 없어지고, 관절도 매우 좋아졌는데 끊으면 재발하지 않느냐는 문의가 왔다.

"통증과 피로가 없어졌다 해서 바로 중단했을 때는 다시 재발할 수도 있지만, 여유를 가지고 섭취하면 재발은 없습니다."

20년간 류마티스 관절염을 앓았던 체험기를 겸한 『건강으로 가는 길』을 읽은 독자 중에는 지금은 완전히 나았느냐고 묻는 사람들이 있다.

"완전히 나았습니다. 그러나 무리를 하면 항상 그 부위에 먼저 피로가 오는 것을 느낍니다."

그러나 '류마-21'을 섭취하고부터는 그것마저 깨끗이 없어졌다.

원고를 쓰기 시작하고부터는 하루 근무시간이 13시간이지만, 몸의 피로나 두뇌의 피곤함은 조금도 느끼지 못하고 있다. 스스로 생각해도 신기할 정도이고 무리를 했을 때 오던 관절의 피로도 말끔히 없어졌다.

부산에서 새벽 5시 기차를 타고 서울에 도착해서 몇 군데 볼일을 보고 저녁 기차로 내려오면, 집에 도착하는 시간은 자정이 넘는다. 예전 같았으면 몸이 너무 피곤해서 녹초가 됐을 텐데, 이제는 장거리 출장을 갔다 와도 피곤함이 없다.

얼마 전에는 가을의 아름다운 풍경을 구경하기 위해 8명의 부부가 밀양 표충사에 갔다. 이곳은 사명대사의 충혼을 기리는 사찰로 유명한 곳이다. 주위 삼면이 높은 명산으로 둘러싸여 있어서 산만 쳐다보아도 명당자리에 사찰을 세웠다는 생각이 드는 곳이었다. 사찰 뒤 등산로를 따라 2시간 정도 올라가면 사자평이라는 드넓은 평원이 나오는데, 그곳의 하얀 억새가 바람에 너울거리는 것이 마치 흰 파도 물결처럼 너무나 아름답다 하여 등산을 했다. 평소 등산을 하고 싶어도 여건상 1년에 한 번 하기도 어려웠다. 체력도 시험할 겸 등산을 했는데,

길을 잘못 들어 2시간 코스가 아니라 3시간 코스라는 것을 2시간가량 등반하고 나서야 알게 되었다. 사자평까지 올라갔다가 내려오자면 너무 늦을 것 같아 목적지까지 도달하지 못하고 하산했다.

일행 중 연장자인 필자가 제일 앞설 수 있었던 것은 관절의 피곤함이 일절 없었기 때문이다. 돌아올 때 기분은 상쾌하고 몸까지 개운해서 나 자신이 마약성분의 진통제라도 맞지 않았나 하고, 착각할 정도였다.

밤 9시에 집에 도착해서 쓰던 원고를 마무리하다 보니 새벽 2시였다. 아침에는 일찍 일어나는 습관이 있어 5시에 기상했지만, 관절이나 몸의 피곤함은 조금도 없었다.

운동선수 중에서 특히 축구선수들은 넓은 경기장에서 뛰기 때문에 후반전에 들어가면 지치는 모습들이 역력히 보인다. 다 이긴 경기를 체력이 달려 몇 분을 남겨 두고 역전당할 때는 경기의 승패는 체력에 있다는 것을 실감하게 된다. 그래서 『건강으로 가는 길』에서 운동선수들에게 1차 식품을 권장해야 한다고 강조한 바 있다. 이 책을 체육전문가, 감독, 운동선수들이 읽으면 많은 도움이 될 것이다.

세계 최고의 프로축구 클럽으로 손꼽히는 맨체스터 유나이티드가 2007년 친선경기를 위해 내한했을 때 그들이 10끼 식사를 위해 호텔 측에 제시한 식단의 요구조건이 12쪽이나 되었다고 한다. 식단은 1차 식품을 기본으로 하고 밥은 백미가 아닌 육분도의 현미였다.

지금 필자가 섭취하는 '류마-21'을 운동선수들이 먹는다면 좀처럼 지치지 않는 야생마의 모습으로 뛸 수 있을 것으로 여겨진다.

이것은 건강식품이라서 약물검사(도핑테스트)에서도 검출될 문제성분이 없고, 장기섭취해도 부작용이 없다. 연골, 뼈, 근육까지 강화해 주기 때문에 운동선수들에게 많이 올 수 있는 부상까지도 사전에 예방할 수 있다. 운동선수는 치유용의 3분의 2만 섭취해도 된다. 체력증진이 절대적으로 필요한 운동선수들에게는 더없이 좋은 제품이 될 것이다.

9. 나의 결단이 옳았다

한 제조회사의 경영자라고 하면 생산한 제품의 판매를 위해 동분서주(東奔西走)해야 한다. 그리고 회사의 판매망과 영업조직들을 최대한 활용해서 매출액을 높이는 것이 경영자의 임무다. 만일 경영자에게 그러한 의욕이 없다면 차라리 일찍 문을 닫는 것이 유익할 수 있다.

필자는 1987년 제조회사를 설립했지만, 10년간 영업사원 한 사람도 두지 않았고, 어디에 찾아가서 내 제품을 좀 팔아 달라고 사정도 하지 않았다. 그렇다면, 경영자로서의 자격은 이미 상실한 사람이다. 하지만, 그렇다 해서 나 자신을 실패자라고 생각지는 않는다.

판매 잘하는 경영자가 되기보다는 류마티스 관절염에 만족할 수 있는 제품을 만들어내는 연구자가 되어보자! 연구개발에 전심전력을 다하여 좋은 제품을 생산하게 된다면 소문에 의해서도 판매는 자연히 확대될 수 있다. 이것은 10년간 변하지 않았던 한결같은 경영철학이었다.

그러한 신념이 있었기에 1,000여 권의 건강서적을 탐독할 수 있었고, 항상 류마티스만을 생각하면서 기도할 수 있는 시간적 여유도 가질 수 있었다.

　96년도에 『프로폴리스의 위력』 이라는 책을 출간한 것이 3만 부 이상 판매되어 국산 프로폴리스의 위력을 한 단계 높이는 데 기여할 수 있었다.

　97년 봄부터는 주위의 상황을 보면서 이렇게 하다가는 나라가 망하겠다는 생각이 들었다. 학생들은 "유명브랜드 옷을 입고, 유명브랜드 신발을 신어야지 친구들로부터 소외되지 않는다."고 했고, 시골 노인들도 "해외여행 한번 가보지 못하면 저 노인은 아직 비행기도 타 보지 못한 노인이라는 꼬리표가 붙어 다닌다."고 하는 것을 보면 국민들의 씀씀이가 너무 커졌다. 앞집에서 중국여행 다녀왔다고 자랑하면, 열흘 뒤에는 뒷집에서 동남아여행 다녀왔다고 자랑할 정도였다.

　국민에게만 허영(虛榮)이 있는 것이 아니라 정부는 국민보다 한결 더 심한 허세를 갖고 있었다. "외환부채가 1천억 달러가 넘어도, 우리의 국력으로서는 아무런 염려가 없다."라고 호언장담만 늘 해왔다. 여기에 들어가는 이자만도 연 50~60억 달러라고 생각하면 국가를 위해서라도 근검절약과 최선의 삶을 살 수 있도록 정부는 국민 앞에 서서 이끌어 주어야 한다. 외국과의 통상마찰 때문에 정부가 못한다면 민간단체를 통해서도 할 수 있지만, 그러한 의사는 조금도 보이지 않았다.

　10년 전에는 빚을 못 갚거나 부도를 내면 친지나 이웃들에게 얼굴을 못 들 정도로 부끄러워했다. 그러나 지금은 채권자보다 채무자가 더 당당한 사회가 되었다. 이것은 한탕주의의 부산물이다. 이렇게 나아가다가는 앞으로 나라까지 망하겠다는 생각이 들었다.

　'이렇게 살아보자.'고 필자가 외쳐보았자 유명 인사가 아니어서 메아리 없는 공허한 외침에 불과할 것이다. 그 대신 필자의 삶을 조명하면서 한번 외쳐보자는 뜻에서 『무공해 인간의 목소리』라는 책을 출간했다. 이 책의 원고가 마무리 단계일 때 IMF 외환위기가 찾아왔다.

이 책이 출간되었을 때 하나님께서는 나에게 '염을 잡아야 류마티스(퇴행성) 관절염이 낫는다.'라는 지혜를 주셨고, '류마-21'을 개발할 수 있는 지혜도 주셨다. 이것은 10년 만에 이루어진 기도의 응답이었다. 『무공해 인간의 목소리』에는 나라가 살고 농촌교회가 살 수 있는 처방이 나와 있다. 언젠가는 이 처방이 사용되기를 바라면서 기도하고 있다.

앞으로 10년을 더 연구한다 해도 류마티스 관절염에 '류마-21'보다 더 좋은 제품을 개발할 수 없다는 생각이 들어 이때부터 영업력도 강화하고 대리점 개설도 시작하였다.

건강식품은 어디까지나 식품이지 약처럼 치료 효과가 있겠는가? 하고 반문할 사람도 있을 것이다.

우리 선조들은 의학과 음식은 그 근원이 같으므로 음식이 질병을 예방하고 치료하는 약이 된다는 뜻에서 '의식동원(醫食同源)'이라는 말을 즐겨 사용했고, 약을 상약(上藥), 중약(中藥), 하약(下藥)으로 나눠서 구분했다. 건강식품에 들어가는 재료들을 구분하면 모두가 상약(上藥)에 들어갈 수 있는 안전한 재료들이다.

빈혈에는 보리밥을 6개월만 먹으면 깨끗이 낫게 되고, 변비에는 현미밥이나 보리밥을 1개월만 먹어도 없어진다. 마땅한 약이 없다고 하는 소아야뇨증은 화분을 3~4개월만 먹이면 쉽게 낫는다. 항생제를 사용해도 잘 낫지 않는 경부림프선염도 화분 섭취로 6개월이면 낫는다.

아무리 심한 위궤양이나 위염도 프로폴리스 제품인 '꿀프로-킹'을 4개월 섭취하면 낫고, 심장병이나 고지혈증에도 '프로킹 골드'가 뛰어난 효력이 있다.

가벼운 심장질환에는 솔잎주만 만들어 마셔도 낫게 된다. 솔잎 성분 중에서 향을 내는 정유(精油)인 테레빈유(turpentine)와 비타민P라고 하는 루틴(rutin)에는 혈액순환을 촉진하고 모세혈관을 강화하는 작용이 있어 심혈관질환에 유익하다. 귤 안쪽의 하얀 속껍질에도 콜레스테롤 수치를 떨어뜨리고, 혈관을 튼튼하게 하는 비타민P 성분인 헤스페리딘(hesperidin)이 들어 있다. 고혈압, 동맥경화 등 심혈관질환이 있는 사람은 귤(오렌지 등)을 먹을 때는 흰 식이섬유가 붙어 있는 속껍질째 먹는 것이 좋다.

가벼운 고혈압은 식초만 늘 마셔도 낫는다. 이런 사람에게는 중풍(中風)도 오지 않는다.

기능성 식품은 약과 같이 빠른 효과는 없다. 그러나 장기간 섭취해도 부작용이 없고 몸의 기능을 전체적으로 좋게 하여 줌으로써 그 힘에 의해 병은 낫게 된다.

만성(慢性)의 '만(慢)' 자만 붙어도 약으로는 고치기 어렵지만, 기능성 식품은 만성병을 잘 고치는 특징이 있다.

이전에는 류마티스 관절염의 100% 완치는 다소 어려운 것으로 생각했다. 그러나 지금은 관절에 변형만 오지 않았으면 100% 고칠 수 있는 병으로까지 보게 된 것은 류마티스 염증을 잡는 것이 기능성 식품으로도 가능해졌기 때문이다.

류마티스 관절염의 발병 원인을 이론적으로 밝힐 수 있고, 거기에 합당한 제품까지 개발할 수 있었던 것은 필자에게 21년간이나 괴로움을 주었던 류마티스 관절염에 80% 이상 효과를 얻을 수 있는 제품을 만들기 전까지는 영업사원을 두지 않겠다는 집념이 있었기에 가능했다.

10년간의 집념이 헛되지 않았다는 것은 이 책과 '류마-21'이라는 제품이 증명해 줄 것이다. 그리고 이 제품 덕분에 「두리원」이 점차 알려지게 될 것으로 여긴다.

4 퇴행성관절염

1. 퇴행성관절염이란?

지금까지 류마티스 관절염에 관해서만 서술했던 것은 그 병을 21년 간 앓으면서 사무친 한(恨)이 너무나 많았기 때문이다.

류마티스 관절염 환자수는 전체 인구의 1% 정도인 40~50만 명으로 알려져 있지만, 국민건강영양조사 자료를 토대로 한 논문에서는 류마티스 관절염 유병률이 2.1%라고 발표되기도 했다(2008). 류마티스는 젊은 층인 20~40대에서 발병률이 높고, 남성보다는 여성이 3배 정도 많이 발생하는 병이다.

류마티스 관절염을 고치는 데 필자의 피가 필요하다면 한 방울의 피도 아낌없이 모두 다 내어놓겠다는 심정으로 지금까지 제품 연구에 매진해왔다. 그 노력이 헛되지 않게 하나님은 식품공전에 나와 있는 식품원료만으로도 좋은 제품을 제조할 수 있는 은혜를 베풀어 주셨다.

류마티스 관절염보다 더 많은 사람들이 앓고 있는 관절질환이 퇴행성관절염이다. 이는 뼈의 노화와 관절의 무리한 사용으로 인해 오는 병이어서 나이가 많을수록 발병률이 높고, 수명이 연장되는 만큼 환자도 더 늘어나고 있다.

고령인구의 증가로 국내 퇴행성관절염 환자수는 전체 인구의 10~15% 정도인 400만~500만 명으로 추산되고 있다. 통계청 자료에 따르면 우리나라 55세 이상 인구 중 약 80%가 관절염을 앓고 있다고 한다. 75세 이상의 노인이면 모두 퇴행성관절염이 있다고 해도 과언이 아닐 정도로 많아진 질병이다.

50대 이상 3~4명이 모이면 거기에는 분명히 관절염 환자가 있을 정도이고, 힘든 작업을 하는 곳이면 수치는 이보다 더 높아질 수 있다.

류마티스 관절염은 갑자기 오는 병은 아니지만, 그래도 처음 발병 후 6개월이 지나면 다발성으로 여러 곳에 온다. 그러나 퇴행성관절염은 연골이 닳아 활막이 상하면서 오는 병이기 때문에 얼굴에 주름이 늘어나듯이 관절이 상하는 속도도 서서히 진행된다.

콩나물이 물을 먹고 자라듯이 연골도 수분을 통해 영양공급을 받는다. 그렇다 보니 연골에는 혈관이 없는 대신에 수분은 일반 뼈에 비하면 3~4배나 많다.

연골이 약하다는 것은 영양공급원인 수분이 적다는 뜻이고, 수분의 공급 없이는 퇴행성관절염은 고칠 수 없는 병이다.

퇴행성관절염이 류마티스 관절염과 다른 점은 퇴행성관절염은 저녁에 더 아프고, 류마티스 관절염은 아침에 더 아픈 병이다. 퇴행성관절염은 독소에 의해서 오는 병이 아니고 활동량에 따라서 오게 되므로 낮에 활동을 많이 하면 저녁에 통증이 더 심해진다. 류마티스 관절염은 밤사이에 발생한 독소들이 관절부위에 축적된 아침에는 관절이 더 아프고 뻣뻣해서 바로 일어나기가 힘이 든다. 그러나 소변과 땀, 호흡기로 독소가 배출된 오전 10시~11시 이후에는 몸이 다소 가벼워진다.

1) 관절(關節)

2개 이상의 뼈가 서로 움직일 수 있도록 연결되었을 때 그 결합 부분을 관절이라 한다. 관절은 보통 한쪽은 오목하고 다른 한쪽은 볼록하여(요철(凹凸)형태) 뼈와 뼈 사이의 이음 역할을 하는 기관이다.

우리 몸에는 크고 작은 관절이 200개 이상 있어서 팔, 다리, 목 등을 여러 방향으로 움직일 수 있도록 해주고 있다.

2) 관절의 구조

① 연골(軟骨, 물렁뼈) : 관절 골단(骨端)의 마찰을 방지하는 매우 무르고 끈끈하면서 탄력이 있는 반투명의 뼈로서 60~80%가 수분이다.
   - 작　용 : 골단의 마찰 방지, 충격흡수작용, 탄력 유지
   - 주성분 : 수분 60~80%, 콜라겐(collagen) 10~15%, 프로테오글리칸(proteoglycan: 콘드로이틴황산, 글루코사민 함유) 5~10%, 연골세포 등
② 활막(滑膜, 활액막) : 관절의 골단을 싸서 연결하는 막으로 그 속에서 활액이 분비된다.
   - 작　용 : 활액 분비, 관절주변조직 보호

③ 활액(滑液, 윤활액) : 관절을 싸고 있는 활막에서 분비되는 미끄러우며 끈끈한 액체. 무색 또는 담황색의 점막으로, 관절강(關節腔)의 운동을 원활하게 하고 압력에서 관절 연골을 보호한다.

3) 관절의 보호

뼈의 끝 부분(骨端)에는 쿠션과 같은 완충작용을 하여 뼈를 보호하는 연골(물렁뼈)이 있고, 관절의 두 뼈 사이에 있는 관절강(關節腔)의 운동을 원활하게 하고 압력과 마찰에서 관절 연골을 보호하기 위해 끈끈한 활액이 분비된다. 이것이 연골에 영양을 공급하고, 관절 안에 있는 노폐물을 밖으로 배출시키는 작용까지 겸하고 있다.

활액이 연골을 보호하기 위해서 하는 작용은 얼음과 얼음의 마찰에서 오는 미끄러움보다 8배나 더 미끄럽다.

또한, 연골은 관절을 보호하기 위해 체중 10배 이상의 하중에도 견디게 되어 있다. 그러나 식생활의 변화로 연골의 손상은 신체 어느 부위보다 빨리 오고 있고, 연골이 나빠지는 연령대도 점점 낮아지고 있다.

2. 퇴행성관절염의 진행과 관절의 변화

퇴행성관절염은 다른 관절염과는 달리 병세(病勢)가 정체되거나 멈춰있지 않고, 계속 진행되는 것이 특징이다.

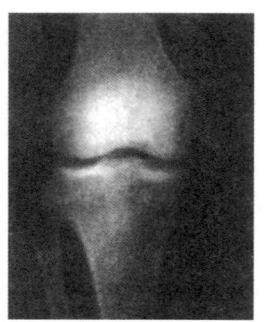

관절 사이 뼈의 간격이
일정함

■ 정상

　정상관절은 연골 표면이 매끄럽고 활액의 윤활작용으로 관절에 이상이 없고, 자유롭게 움직일 수 있는 상태를 말한다.

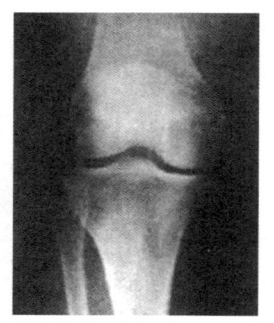

연골이 닳기 시작하여
관절 간격이 좁아짐

■ 초기

　퇴행성관절염은 활액의 분비량이 줄어든다. 활액의 윤활작용이 적어지면 매끄러운 연골의 파괴가 시작되고, 연골 표면이 거칠어지면 관절에 소리도 잘 난다.

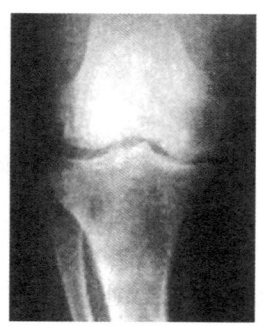

연골이 많이 닳아
거칠어지고 염증이 생김

■ 중기

　손상을 입은 연골은 거칠어져 뾰족하게 튀어나오기도 하고, 바위처럼 울퉁불퉁하므로 움직일 때마다 통증을 느낀다. 때로는 부서진 뼛조각들이 관절의 활막에 상처를 내어 염증을 유발한다.

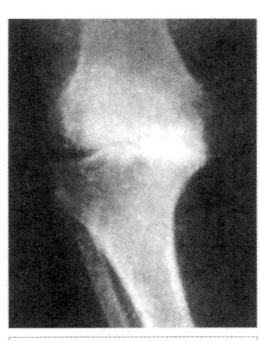

뼈와 뼈가 직접 부딪침

■ 말기

 연골이 닳아 없어진 상태이고, 뼈와 뼈 사이가 맞닿아 마찰이 이루어지면 여기에서 오는 통증은 참을 수 없을 정도로 심하다. 뼈의 모양도 점차 흉하게 변화되어 움직이는 것도 어렵게 된다.

3. 여성에게 많은 퇴행성관절염

 퇴행성관절염은 남성보다 여성들이 많이 발병하기 때문에 여성의 병이라고도 한다. 폐경 이후의 50대 여성에게서 발병률이 높아 55세 이상은 80%, 75세 이상은 100%가 퇴행성관절염 증상이 있다고 한다. 그러나 지금은 인스턴트식품 섭취가 생활화되면서 30대 여성에게도 많이 발병하고, 남성의 발병률도 점차 높아지고 있다.

 퇴행성관절염은 크게 관절 연골의 자연적인 노화현상이나 유전적인 요인, 지나친 사용 등으로 생기는 원발성(原發性, 일차성) 퇴행성관절염과 질환이나 골절 등으로 연골의 마모가 발생해서 생기는 속발성(續發性, 이차성) 퇴행성관절염으로 나뉜다.

 부신피질호르몬제를 많이 사용해서 뼈가 급격히 약해지면서 온 퇴행성관절염도 속발성에 속한다. 자궁제거수술을 했거나 갑상선 질환이 있어도 골다공증이나 퇴행성관절염은 빨리 온다.

원발성 골다공증이나 퇴행성관절염은 특히, 여성들에게 많으며, 비만인 사람은 정상인보다 2배 정도 많이 발생한다. 이는 여성들이 쪼그려 앉아 일을 많이 하거나 체중이 많이 나가면 관절에 가해지는 하중이 많기 때문에 발병률이 높다.

퇴행성관절염의 발병은 여러 가지 원인이 있겠지만, 발병 동기를 곰곰이 살펴보면 자신의 관절염이 원발성인지 속발성인지 쉽게 확인할 수 있다.

남성보다 여성들이 퇴행성관절염이 많은 것은
첫째, 뼈가 남성보다 약한 데 있다. 뼈가 강하거나(골밀도가 높다.) 체중에 비해 뼈가 굵은 사람은 관절염이 잘 오지 않는다.

둘째, 뼈는 운동을 할 때 강해진다. 여성이 남성보다 활동량이 적다. 이것이 원인이 될 수 있다.

셋째, 남성보다 칼슘의 섭취량을 높여야 한다. 임신기간이 있고 생리가 있기 때문에 남성보다 칼슘을 더 많이 필요로 한다.

식생활에서 멸치나 해조류를 싫어해도 미네랄의 부족으로 뼈가 약해질 수 있다.

넷째, 위장이나 장이 나쁘면 같은 용량의 칼슘을 섭취해도 분해력이 약하기 때문에 흡수력이 떨어지고, 장이 나빠 설사가 잦아도 흡수력은 떨어진다.

다섯째, 출산 후 산후조리를 잘못해도 올 수 있다.

여섯째, 부모, 형제, 사촌 중에서 퇴행성관절염이 많아도 발생 빈도가 높다.

부산에 사시는 분인데 8남매 중 맏형을 제외한 7남매가 퇴행성관절염으로 고생하고 있다. 이 병이 유전은 아니지만, 체질적으로 뼈가 약한 인자가 있어서 가족 중에 발병률이 높아진 것이다. 남매들 중에는 30대에 이미 이 병이 왔고, 빠른 사람은 20대에도 왔다고 했다.

일곱째, 퇴행성관절염이나 골다공증 환자 가운데 햇빛 노출량이 적어도 발병률이 높아질 수 있다.

뼈를 형성하는 데는 칼슘 외에 비타민D도 중요한 역할을 한다. 비타민D가 체내 칼슘 흡수를 증가시키면서 뼈세포 형성에 도움을 주기 때문이다. 비타민D가 결핍되면 4개월~2세 사이의 아기들에게서는 뼈의 변형이나 성장 장애 등을 초래하여 등뼈·가슴뼈가 심하게 굽는 구루병(佝僂病, 곱사병)이 발생할 수 있고, 성인은 골다공증, 근육연축(筋肉攣縮) 등의 증세가 올 수 있다.

비타민D는 햇빛을 쬐면 피부에서 자연적으로 생성되는데, 연중 장기간 일조량이 적은 나라에서는 비타민D 결핍으로 특정 질환의 위험이 높게 나타난다는 연구보고도 있다. 흐린 날이 많은 영국이나 일조량이 적은 북유럽에서는 비타민D 결핍이 주요한 건강문제가 되고 있다.

비타민D 결핍을 예방하려면 햇볕을 충분히 쬐거나, 비타민D가 풍부한 등푸른생선(연어, 정어리 등), 대구간유 등을 섭취하면 보충된다.

퇴행성관절염에 걸릴 수 있는 조건을 가진 사람은 하루에 1~2시간씩 햇볕을 쬐는 것도 하나의 예방법이 된다.

성주에 사시는 오○식(경북 성주군 성주읍 경산리) 씨는 1년간 관절에 심한 통증이 있었고 관절 또한 부어 있었다. 병원에서 수술해야 한다는 진단을 받았지만, 두리원 제품인 '류마-21', '제정환', '바이오폴렌' 세 가지를 섭취했다. 2개월 만에 통증이 많이 좋아졌고, 4개월 섭취로 완치되었다.

퇴행성관절염이 4개월 만에 낫는 일은 많지 않다. 발병한 지가 1년밖에 되지 않았고 연골이 상하지 않는 상태였기 때문에 빨리 낫게 된 것으로 여기지만, 모두가 이렇게 빨리 낫는 것은 아니다.

예전, 퇴행성관절염으로 오랫동안 고생하시다가 양쪽에 목발까지 짚게 된 60대 권사님(부산 은성교회)이 찾아오셨다. "퇴행성관절염도 잘 나을 수 있습니까?"라고 물었다. "퇴행성관절염이나 류마티스 관절염은 쉽게 낫는 병은 아니지만, 5~6개월 섭취하면 통증 때문에 복용하던 진통제 양을 80%가량은 줄일 수 있을 정도로 차도가 있다."고 했더니 믿고 먹겠다고 했다. 양쪽 무릎 관절이 부어 있어서 '제정환', '류마-21', '바이오폴렌' 세 가지를 같이 드렸다.

보름 정도 지났을 때는 통증이 더 심하다고 했다. 명현반응이므로 쉽게 견딜 정도면 그대로 드시고, 심하면 '류마-21'을 하루에 세 번 드시던 것을 한번 줄여서 두 번 드시라고 권했다. 2개월 섭취했을 때는 목발을 짚지 않고 다닐 정도로 좋아졌다.

그분 아들이 전문의였는데 남전도회 모임에서 "의사인 나도 어머니의 관절염을 못 고쳤는데 「두리원」 제품을 섭취하고, 목발을 짚지 않고 저렇게 다닐 수 있을 정도로 좋아졌다."는 이야기를 하자 그 교회에서 몇 분이 찾아왔고, 모두 효과를 얻은 바 있다.

4. 관절염과 운동

스포츠 전문가들은 매일 30분씩만 운동을 해도 건강을 유지할 수 있다고 한다. 질병에 따라 운동방법과 운동량이 다르므로, 퇴행성이나 류마티스 관절염 환자는 관절에 무리를 주지 않는 범위에서 자신의 몸에 알맞은 운동을 찾아서 하는 것이 좋다.

퇴행성관절염은 연골의 이상으로 온 병이기 때문에 연골을 강화시키는 관절운동이 필요하다. 연골은 스펀지가 수분을 흡수하듯이 관절의 움직임을 통해 영양분을 흡수하고 거기에서 발생한 노폐물도 배출시킨다.

연골조직은 규칙적으로 움직이지 않으면 점차 퇴화하므로 퇴행성관절염 환자는 관절의 유연성 유지와 연골조직 보호를 위해서는 매일 운동을 하는 것이 좋고, 운동량은 관절 부위에 무리를 주지 않는 범위에서 규칙적으로 하는 것이 좋다.

인간이면 누구나 평등하게 할 수 있는 운동이 걷기이다. 걷기는 돈이 드는 것도 아니고, 장소에 구애받지 않고 어디에서나 할 수 있는 운동이다. 걷기가 아무리 좋은 운동이라도 하다가 자신에게 무리가 간다고 생각되면 바로 중단하는 것이 좋다. A라는 사람은 30분이면 무리일 수 있지만, B라는 사람은 1시간을 해도 좋을 수 있기 때문에 각자의 신체상태에 따라 운동시간을 정하는 것이 좋다.

60~70년대만 해도 관절염 환자는 움직이지 않고, 안정을 취하는 것이 가장 좋은 방법인 줄 알았다. 그러나 관절이 굳어지는 환자가 늘어나자 80년대 이후부터는 움직일 수 있는 데까지 움직이도록 권유하고 있다.

관절이 아프다고 움직이지 않으면 자신도 모르게 관절은 굳어진다. 굳어진 환자를 보면 좀 아프더라도 관절을 움직여 주었더라면 저렇게까지는 되지 않았을 텐데 하는 안타까운 마음이 든다. 관절이 굳어지는 것을 예방하려면 매일 짧은 시간이라도 스트레칭을 하는 것이 좋다. 스트레칭은 굳어진 관절 주위를 감싸는 근육을 풀어주고 혈액순환을 촉진하므로 매일 실시하는 것이 효과적이다.

우리가 말할 때 입안에서 타액이 나오듯이 관절도 움직일 때 윤활유 역할을 하는 활액이 분비된다. 가벼운 퇴행성관절염 환자가 매일 아침 가벼운 등산을 하고부터 아프던 관절이 나아졌다고 하는 것도 이 때문이다.

류마티스 관절염 환자는 아침에 자고 일어나면 관절이 뻣뻣해진다. 이때 더운물에 몸을 담그거나 따뜻한 그릇에 손만 대고 있어도 빨리 풀린다. 저녁에 잘 때 장갑을 끼고 자도 아침에 그 증세가 다소 완화된다. 관절염 환자는 저녁에 잘 때 세수를 하지 않더라도 발만은 꼭 씻는 것이 좋다. 우리가 활동을 했을 때 몸에서 독소가 제일 많이 배출되는 부위가 발이기 때문이다.

관절염 환자가 관절에 무리를 주지 않는 상태에서 관절의 유연성과 근력을 키울 수 있는 운동으로는 수영과 아쿠아로빅(수중체조)이 있다. 관절염이 이러한 운동으로 낫지는 않지만, 물의 부력 때문에 체중의 압력이나 관절에 부담을 적게 주면서 운동량은 높일 수 있다.

5 38년 된 병자

1. 류마티스 관절염은 교원병

교원병(膠原病)이란 용어는 1942년 미국의 P.클렘페러(P. Klemperer) 박사 등에 의해서 처음 사용되었다.

임상적으로 체내 발열이 있거나 특정 부위에 통증이 있으면 바이러스나 세균 같은 병원체에 의한 감염으로 생각할 수 있다. 그러나 이러한 증상들이 있으면서도 병원체가 발견되지 않는 병을 통틀어 교원병이라 한다. 그렇지만 교원병 그 자체가 병명은 아니다. 교원병의 대표적인 병으로는 류마티스성 열, 류마티스 관절염, 섬유조직염, 경피증, 루푸스(전신성홍반성낭창) 등이 있다.

우리 몸은 60조의 세포로 구성되어 있고, 다른 조직들을 결합하는 연결고리 역할을 하는 조직을 결합조직(세포와 기관 사이를 메우고 지지하는 조직)이라고 한다. 결합조직은 혈관에서 세포로 영양 공급을 시켜주는 교량 역할도 하고, 세포에서 나오는 노폐물을 혈관으로 보내는 역할까지 하므로 체내에서는 중요한 일을 한다.

류마티스 인자는 결합조직을 우선적으로 공격하므로 류마티스 관절염을 1~2년만 앓아도 혈액순환이 잘 되지 않아 그 부위가 다른 부위보다 냉기를 더 느껴 여름에도 선풍기나 에어컨 바람이 싫어진다. 류마티스 관절염 환자들이 혈액순환제를 사용해도 여전히 손발이 저리고 효과가 없는 것은 결합조직에 문제가 있기 때문이다.

교원병에는 항생제를 사용해서는 효과가 나타나지 않지만, 부신피질호르몬제를 사용하면 그 효과는 즉시 나타난다. 그러나 약기운이 떨어지면 원래대로 다시 돌아간다.

부신피질호르몬제를 복용할 때는 의사의 처방에 따라야 한다. 관절염이나 신경통으로 고생하는 사람들에게는 이 약에 진통효과가 있어서 일시적으로나마 염증을 잡아주므로 진통제로서의 효과도 높다. 그렇다 보니 의약분업 전에는 약국에 가서 임의대로 약을 구입하는 사람들이 많았다. 이 때문에 그 약을 장기간 복용한 사람들 가운데는 연골이 많이 상하게 되어 그 후유증이 심각한 상태에 이르기도 했다.

지금은 종합병원마다 류마티스내과가 개설되어 있지만, 류마티스내과가 없었을 때는 정형외과에서 류마티스 관절염을 전담했다. 한 병원에서 얼마간 치료를 받다가 효과가 없으면 혹 다른 병원에 가면 좀 더 나을까 해서 옮기지만 이것은 아주 잘못된 생각이다. 환자는 의사가 자신에게 관심을 가질 수 있는 시간과 병에 대해서 더 생각할 수 있는 여유를 주는 것이 무엇보다 중요하다. 고질병과 만성병일수록 더하다. 이런 병은 의사의 진료를 한두 번 받았다고 해서 고칠 수 있는 병이 아니기 때문이다.

다른 병원을 찾을 때마다 제일 먼저 하는 것이 X-ray 촬영이다. 찍을 때마다 불평하게 되는 것은 아픈 곳이 확실히 나타나기만 해도 다소 시원할 것 같은데 X-ray 검사로는 아무런 증상도 나타나지 않기 때문이다. X-ray 검사로 나타나는 경우는 연골이 몹시 상해서 파괴된 상태이거나 뼈가 변형되어 걸음걸이에 이상이 왔을 때이고, 그 외에는 잘 나타나지 않는 것이 류마티스 관절염이다.

2. 류마티스 관절염 4기

같은 질병이라도 증상과 경과에 따라 심한 차이가 있을 때는 구분하기 쉽도록 1기(期), 2기, 3기로 나눠서 구분한다.

결핵에서 3기라고 하면 고치기 어렵고 1년을 넘기 어렵다고 할 수 있는 시기이다. 암 역시 3기로 진단이 나오면 암세포가 다른 장기로 전이(轉移)된 중증이어서 수술을 해도 100% 장담할 수 없다.

류마티스 관절염은 생명과는 직접적인 관계가 없지만, 고통스러운 병이고 난치병에 속하는 병이다.

류마티스 관절염 1기 때는 직장생활을 할 수 있고, 약을 복용하지 않아도 자가 면역력에 의해 간혹 스스로 낫는 수도 있지만, 3기 정도가 되면 직장생활을 할 수 없는 중증이다.

이제는 류마티스 관절염에 관한 연구도 많이 진전되었고, 독한 약이 아닌 자연물질로도 치료하는 방법이 많이 알려졌다. 그러나 뼈가 굳어지고, 연골이 닳아 뼈가 맞붙었을 때는 회복되기가 어렵다.

류마티스 관절염의 병기(病期)

병기	초기: 1기	가벼운 증세: 2기	심한 증세: 3기	중증: 4기
X-ray 결과	뼈의 손상은 없지만, 경한 골다공증은 있다.	골다공증이 있고 연골에 가벼운 파괴가 있다.	골다공증이 있고, 연골의 파괴가 있다.	3기에 골성 강직이 가해진다.
근위축의 이상	없음	관절 주위에 가벼운 염증이 있음	심한 염증이 발생	심한 염증이 광범위하게 발생
관절변형	없음	없음	관절에 이상이 오면서 굽어지는 증세 있음	관절의 변형이 있음
강직	없음	없음	없음	섬유성 또는 골성 강직이 있음
기능 장애도	가벼운 불편은 있어도 직장생활을 할 수 있을 정도다.	관절의 불편이 있어서 수시로 약을 복용. 직장생활에서는 결근이 잦아짐	자신의 몸은 지탱할 수 있어도 직장을 가질 수 없는 상태. 계속 약을 복용해야 마음의 위안을 받을 수 있는 상태	항상 누워 있어야 하고, 남의 도움을 받아야 생활할 수 있는 상태. 진통제는 항상 복용해야 할 정도

    대구에 사는 문○숙 씨는 34세로 류마티스 관절염을 10년째 앓고 있다. 침대에 누우면 스스로 일어나기조차 힘겨워 전화 받기도 어려웠지만, 1년간 두리원 제품을 섭취하고서 많이 좋아졌다고 했다. 그러나 뼈는 이미 굳어져서 일어설 수 없는 상태라고 했다. 대구에 갔다가 2시간 정도의 시간 여유가 있어 그분의 친구분과 같이 방문한 적이 있었다.

    "팔은 이제 아프지 않아 마음대로 움직일 수 있어도, 다리는 펼 수 없다."고 했다.

    침대에서 계속 지내지만, 방바닥으로 내려가도록 침대 옆에 몇 개의 계단을 만들어 놓았는데, 방바닥까지 내려오는 데는 우리가 2층에서 1층으로 내려가는 것보다 더 많은 시간이 걸렸다.

무릎관절의 연골이 닳아있어도 뼈만 붙지 않았으면 지금의 팔과 같이 마음대로 움직이고 활동도 할 수 있을 텐데, 천사같이 아름다운 저 얼굴에 왜 저런 병이 왔을까? 하고 필자가 지난날 병마와 싸웠던 기억을 떠올리며 안타까워했다.

지금은 서민 아파트에서 혼자 생활하고 있는데, 집배원이 왔다가 몇 번 벨을 눌러 보지만, 문을 빨리 열어주지 못해 그냥 돌아가는 일도 여러 번 있었다고 했다. 택배를 받는 날이면 문 곁에서 내내 기다린다는 말을 듣고 제품을 택배로 보낼 때는 이름 밑에다 '수취인이 몸이 불편하므로 벨을 몇 번 누르고 잠시 기다려 주십시오.' 하고 몇 자 적어서 보냈다.

이분의 이런 증상을 류마티스 관절염의 병기(病期)로 구분하자면 4기에 속할 것이다.

질병에는 동반되는 증상들이 있듯이 만성류마티스 관절염에도 다음과 같은 자각증상들이 있다.

① 몸이 항상 무겁고 쉽게 피로해진다.
② 다리가 저리면서 쥐가 자주 난다.
③ 관절에 찬바람이 잘 들고 시리다.
④ 아침에 자고 일어나면 관절이 뻣뻣하고 소리가 잘 난다.
⑤ 통증이 있고, 심할 때는 붓기도 한다.

이 다섯 가지 중 네 가지만 좋아지면 남은 한 가지는 자연히 좋아지므로 관절염은 자연히 낫게 된다. 그러나 식생활만 개선했을 때 ①, ②, ③번은 좋아져도 ④, ⑤의 해결에는 어려움이 있다. 식생활이나 자연요법으로 다른 병은 고칠 수 있어도 염증을 잡지 못하면 류마티스 관절염은 잘 고쳐지지 않는다. 하지만 류마티스 관절염도 염증만 잡아주면 고질병이라는 꼬리표도 뗄 수 있다.

한국의 저명인사들 가운데도 여러 사람이 류마티스 관절염으로 고생하고 있고, 이 병으로 인해 일생동안 고생하다가 돌아가신 분도 있다. 발병자 가운데는 매우 드물지만, 일 년도 채 못 되어서 대소변을 받아내야 하는 중한 사람도 있다. 고통 때문에 잠을 이루지 못하는 사람은 발병자 10명 가운데 2~3명은 된다.

관절염은 관절에 염증이 생겨 통증을 느끼는 질환으로 급성과 만성 등 여러 종류가 있다.

그중에서도 만성적으로 오게 되는 대표적인 관절염이 관절에 오는 류마티스 관절염과 근육에 오는 섬유조직염, 관절의 연골이 손상되면서 국소적으로 퇴행성 변화가 나타나는 퇴행성관절염이다.

류마티스 관절염은 모든 관절에서 올 수 있지만, 대체로 양 무릎과 양 팔꿈치에서 발병률이 높고, 그 외에 손목이나 손가락 관절에 다발성으로 오는 것이 보편적이다. 남성보다 여성이 3배 이상 많이 발생하고, 그중에서도 관절에 압박을 많이 받는 비만 여성에게 발병률이 더 높다. 주로 30~50대에 발병하지만, 발병 연령대가 점차 낮아지고 있다.

류마티스 관절염은 퇴행성관절염보다는 발생 빈도가 높고, 한두 관절이 아닌 전신에 다발성으로 발생할 때는 고통이 더 심하다. 때로는 화장실에 가기도 어려워지는가 하면, 연골이 상하고 뼈가 변형될 때는 걸음걸이에도 이상이 온다.

필자가 발병한 지 1년째부터는 양 무릎과 양팔의 관절에서 오는 통증이 너무 심하여 잠을 이룰 수 없었다. 화장실에 가는 것이 힘들 때

주요 관절염의 특징

종류	발생빈도	발생대상	증상(부위)	원인	기타
퇴행성 관절염	55세 이상 약 80%, 75세 이상 대부분 발병	중년이후 폐경된 여성에게서 많이 발병	가벼운 관절통이 있고, 관절이 부드럽지 못하며, 무릎관절, 고관절, 척추 등 체중이 실리는 부위에 발병	껍질음식문화에서 정백음식문화로 바뀌면서, 급격한 연골의 노화현상 때문에 발병	급성이 아니라 서서히 발병. 때로는 오랜 세월 지난 후에 발병
류마티스 관절염	전체 인구의 1%	30~50대. 여성 발병률이 남성의 3배이며 발병 연령이 낮아지고 있다.	손가락, 손목, 무릎 등 관절에 주로 발생. 아침에 자고 일어날 때 몸이 무겁고, 관절이 뻣뻣하다. 관절에 통증이 심하다.	세포막이 약해지면서 활성산소, 젖산 같은 유해물질에 견디지 못하여 독소를 배출하면서 염증 유발	손가락마디를 비교했을 때 퇴행성관절염은 주로 끝마디에서 발병하지만, 류마티스관절염은 중간마디에서 발병
강직성 척추염	전체 인구의 0.5%미만 이중 5%는 소아 때 발병	20~30대 남성의 발병률이 여성의 3배	요통이 서서히 발병하다가 어느 시점에 가서는 아침에 일어날 때 관절이 뻣뻣해지고, 통증이 심해짐. 척추와 인대, 힘줄 등에 염증이 생김. 초기에 운동을 하고 나면 통증이 많이 감소	70년대 이전의 류마티스 관절염처럼 강직성 척추염도 희귀병이었으나 정백음식문화로 바뀌면서 많이 발병	병이 진행되면서 척추마디가 서로 달라붙는 현상이 발생
섬유 조직염	여성의 2%, 남성의 0.5% 정도	20~50대 여성의 발병률이 남성의 6배. 60대 이상 여성의 10%가 발병하는 것으로 추정	피로감과 전신근육통이 오는 것이 특징. 변비, 설사가 반복되고 전신무력감과 수면장애가 같이 온다.	신경 전달 물질의 불균형과 혈중 아미노산의 이상, 스트레스가 주원인으로 추정	관절에는 침범하지 않는 근육 류마티스로 볼 수 있다.
통풍	식생활의 서구화(동물성 식품 섭취 증가)로 증가 추세	40대 이상의 남성 환자가 전체 환자의 대부분을 차지(남성의 발병률이 여성의 9배)	급성은 엄지발가락, 발뒤꿈치, 복사뼈, 손가락관절에도 잘 옴. 대개의 경우 한 관절부위에 잘 발생함.	퓨린 함량이 높은 단백질을 많이 섭취하거나 생선류·고기 내장부위 섭취, 음주, 스트레스가 원인. 혈액 내 요산 농도가 높아지면서 발생함.	몸이 비대하고 고지혈증이 있는 사람, 음주를 많이 하는 사람에게서 발생 빈도가 높음
루푸스 (전신성 홍반성 낭창)	전체국민 중 0.05~0.1% 발병 (유병률은 여성이 남성의 10배)	젊은 여성(루푸스 환자의 95% 가량은 20~30대 여성)	다발성 관절통이 특징. 피부와 신경조직, 장기 등에 침범하기 때문에 전신이 쇠약해지면서 우울증까지 잘 발생함. 얼굴에는 나비모양의 피부발진, 탈모, 구강염 수반	면역체계 이상	관절염 외에 신장염 등 다른 질환까지 동반할 수 있는 것이 특징

는 한 번이라도 덜 가려고 물을 적게 마시기도 했고, 밥숟가락 들기가 힘이 들어 팔꿈치를 베개 위에 올려놓고 밥을 먹기도 했다. 지리산에 들어갈 때는 다소 호전되었지만, 편지 세 장 쓰기가 힘겨웠던 상황은 20년이나 지속되었던 몸이다. 그러던 몸이 건강을 되찾고 보니 건강의 소중함을 새삼 깨닫게 되었다.

퇴행성관절염은 노화가 진행됨에 따라 관절이 퇴화하여 연골이 닳아 없어져 관절에 염증과 통증을 일으키는 질환이다. 관절염 중에서 가장 많은 발생빈도를 나타내며 55세 이상 인구의 80%가 앓고 있을 정도로 흔한 질병이다. 중년 이후 여성에게 발병률이 높고, 발병 부위는 손가락 관절과 체중을 많이 받는 허리, 무릎, 등뼈, 복사뼈 등이다.

퇴행성관절염을 일으키는 발병 요인으로는 노화, 유전적 요소, 비만, 스트레스, 직업, 생활습관 등이 있고, 때로는 관절의 부상 또는 선천적인 기능 장애로 올 수도 있다고 보는 것이 지금까지의 정설이다. 그러나 필자는 정백음식문화로 인해 세포막과 연골이 약해진 것에도 원인이 있다고 본다.

퇴행성관절염을 앓는 분이 오랫동안 앉아 있다가 걸으면 뻣뻣하고 가벼운 통증까지 동반한다. 하지만, 잠시 움직이고 나면 경직된 근육이 풀리면서 약간 부드러워진다. 퇴행성관절염은 류마티스 관절염과 같은 심한 통증은 느끼지 않는다. 비만형이면서 퇴행성관절염을 앓고 있는 분은 체중만 줄여도 통증이 한결 완화된다.

체중을 무난하게 줄이는 방법으로는 고지방과 고탄수화물 음식을 줄이고, 현미식을 하면서 아침을 먹지 않고 하루 두 끼만 먹어도 2개월에 2~3kg은 무난히 줄일 수 있다. 식사 때 해조류와 채소 등을 많이 먹는 것이 좋으며 굵은 멸치를 많이 먹는 것도 칼슘 보충의 한 방법이다. 화분을 평소에 섭취하면 좋은 예방법이 될 수 있다.

　류마티스 관절염은 주로 관절에 잘 오지만, 전신질환이기 때문에 신체 어느 부위에나 올 수 있고, 여러 부위에 증상이 나타나기도 한다. 초기 증세로는 한두 군데 가벼운 관절통이 오다가 6개월을 전후하여 다발성으로 온다. 주로 오는 부위는 무릎관절과 손가락 관절이고, 그 외에 발목, 발꿈치, 손목 등으로 오게 된다. 고관절에 와도 가벼울 때는 절뚝거리며 바깥출입은 겨우 할 수 있으나, 심하면 화장실에 가기도 어렵다.

　관절 이외에 인대나 신경근에서 통증이 유발되기도 한다. 이런 증세를 신경통(神經痛)이라고 한다. 신경통은 명현반응이 한번 지나가면 쉽게 낫는 수도 있지만, 류마티스 관절염만은 그렇지 않다.

　현재 류마티스 관절염의 진단은 미국 류마티스학회에서 정한 진단기준을 적용하고 있으며 아래의 내용과 같다.

■ 류마티스 관절염의 증세와 진단기준
(1987년 미국 류마티스학회 진단기준)
① 기상 후 관절 및 주위가 뻣뻣해지는 조조강직(早朝强直) 현상이
　 1시간 이상 지속된다.
② 세 군데 이상의 관절 영역에서 관절염 증상이 나타난다.
③ 손 관절(손가락 중간마디, 손목)에 관절염 증상이 나타난다.
④ 좌우측의 같은 관절에 관절염이 대칭적으로 나타난다.
⑤ 뼈가 튀어나오거나 관절의 한쪽에 만져지는 피하결절(皮下結節)
　 이 생긴다.
⑥ 혈청 검사 시 류마티스 인자 양성 반응을 보인다.

⑦ X-선 검사 시 손과 손목 등에서 류마티스 관절염의 전형적인 관절변형 소견을 보인다.

※ 7가지 증세 중에서 4가지 이상이 나타나면 류마티스 관절염으로 진단할 수 있다(단, 1~4의 증세는 6주 이상 지속될 때 류마티스 관절염 진단을 내리게 된다).

3. 관절에 물은 왜 차는가?

류마티스 관절염이라 해서 다 붓고 물이 차는 것은 아니다. 단, 통증이 심하면 손가락, 손목, 무릎, 발목 등의 관절이 잘 붓고, 물이 차는 관절 부위는 대부분 무릎관절이다. 물이 차는 원인으로는 퇴행성 관절염이나 류마티스 관절염으로 관절 내의 활막에 염증이 생겼을 때 이를 치유 및 보호하기 위해 관절을 싸고 있는 활막이 평소보다 많은 활액을 분비한 결과이다. 무릎관절에 물이 차면 무릎이 붓고 통증이 심해진다.

결국, 염증 때문에 관절에 물이 차는 것이므로 염증만 제거하면 물이 차는 것도 없어진다.

4. 38년 된 병자

성경에는 많은 병자들이 하나님의 은혜로 고침 받은 이야기들이 나온다.

구약(舊約)에서는 아람(수리아) 왕의 군대 장관 나아만이 나병에서 고침을 받았고, 유다의 히스기야왕은 병들어 죽게 되었으나 기도의 응답으로 생명을 15년 더 연장받기도 했다.

예수님의 행적을 기록한 신약(新約)의 4복음서(마태복음, 마가복음, 누가복음, 요한복음)를 보면 예수님 사역의 절반 이상이 병든 자를 고친 내용이다.

예수님의 제자 베드로의 장모가 열병에서 고침을 받았고, 앞 못 보던 거지 바디매오가 눈을 뜨게 되었으며, 손 마른 자가 고침을 받았다. 또한, 중풍병자와 열 명의 나병환자, 못 듣는 자, 못 걷는 자, 귀신 들린 자, 12년간이나 혈루증을 앓은 여자 등 많은 병자들이 예수님을 통해 고침을 받았다.

그중 요한복음 5장에 보면 38년 된 이름 모를 병자를 치유한 사건이 나온다.

"예루살렘에 있는 양문(羊門) 곁에 히브리말로 베데스다라 하는 못이 있는데 거기 행각 다섯이 있고, 그 안에 많은 병자, 맹인, 다리 저는 사람, 혈기 마른 사람들이 누워 있었다." 이곳에 병자들이 많이 모여들었던 이유는 천사가 가끔 못에 내려와서 물을 움직이게 하는데, 이때 먼저 들어가는 자는 어떤 병에 걸렸든지 낫게 되었다고 한다. 그래서 각지에서 많은 환자들이 모여들었다.

거기에는 누워서 지내는 38년 된 병자도 있었다. 예수님은 그 누운 것을 보시고 병이 벌써 오래된 줄 아시고 "네가 낫고자 하느냐?" 하고 인자한 음성으로 물으셨다.

그러나 그 병자는 "물이 움직일 때에 나를 못에 넣어 주는 사람이 없어 내가 가는 동안에 다른 사람이 먼저 내려가나이다." 하며 자신의 신세를 한탄하듯 말했다.

불쌍하게 여긴 예수님은 "일어나 네 자리를 들고 걸어가라"고 하니 그 사람이 곧 일어나 누웠던 자리를 들고 걸어갔다고 했다.

필자가 이 구절을 읽을 때마다 이 환자의 병명이 무엇이었을까? 하고 궁금하게 생각한 적이 있다.

만성질환으로 수십 년간 고생할 수 있는 병으로는 위장병이 있다. 그렇지만 아무리 심한 위장병도 누워 지내는 병은 아니다. 항상 누워 있을 정도로 심하면 위암 같은 악성종양일 수도 있지만, 악성종양이면 몇십 년씩이나 고생하지 않고, 생존기간도 길어야 2~3년이다.

그다음으로 폐질환을 추측해 볼 수 있다. 만성천식으로 수십 년씩 고생하는 사람들도 많기 때문이다. 누워 있을 정도로 심한 폐질환으로는 폐결핵이 있다. 그러나 폐결핵도 1~2년 사이에 생사가 판가름 나는 병이다. 그 외에 심장병이나 신부전증 같은 병도 오래가지만 몇 년씩 누워 지내는 병은 아니다. 바깥출입을 못할 정도로 아프면 대부분 몇 년 정도 투병하기도 어렵다.

지병으로 오랜 기간 누워 지내야 하는 병으로는 중풍(中風)으로 인한 반신불수(半身不隨) 증세나 류마티스 관절염 등이 있다.

38년 된 병자가 류마티스 관절염 환자라고 한다면 관절이 심하게 변형된 환자이다. 류마티스 관절염도 손가락이나 어깨관절에 증상이 오면 걷는 데는 지장이 없고, 무릎관절이나 발목관절이 심해도 그런

대로 움직일 수 있다. 증상이 전신에 걸쳐 나타나도 쌀 한 말 정도는 힘겹게 들고 걸을 수는 있다. 그러나 넓적다리에 있는 고관절까지 굳어지면 걸음을 못 걷게 되고 심하면 화장실에 가는 것도 힘겨워진다. 그러다가 관절의 변형이 심해지고 굳어지면 평생을 누워서 지내야 하는 것이 류마티스 관절염이다.

포항시 북구 용흥동에 사는 정○진 씨는 다섯 살 때 류마티스를 앓게 된 것이 전신에 왔고, 변형까지 와서 바깥출입은 일절 하지 못하고 화장실에 갈 때는 엉거주춤해서 겨우 갈 정도이다. 정 씨는 이 병을 장장 35년째 앓고 있다. 두리원 제품을 4개월째 섭취하고부터 통증이 많이 완화되었다고는 했지만, 변형 때문에 완전히 고치지 못하는 것이 안타까울 따름이다.

류마티스 관절염은 40년씩이나 고생할 수 있는 병이다. 그러나 현실은 약에서 오는 후유증이 그렇게 오래 살도록 놔두지 않는다. 류마티스 관절염은 내부는 멀쩡하므로 얼굴에 표가 나는 병이 아니다. 단지 치료제를 오래 복용하다 보니 위장이 나빠져서 얼굴색이 좋지 않을 수 있다.

합병증은 어느 질환보다 적지만, 오래 앓다 보면 사지의 모세혈관과 결합조직이 나빠지면서 심장도 나빠진다. 그러나 두 곳 정도의 관절에 왔을 때는 심장이 크게 나빠지진 않지만, 전신에 다발성으로 왔을 때는 심장에 부담을 느낄 정도로 나빠진다.

류마티스 관절염이 미국에서는 50년대 이후에 많아졌고, 우리나라는 80년대 이후부터 많아졌다. '베데스다 못 가의 38년 된 병자를 고친 사건'은 2천 년 전 이스라엘에서 있었던 일이다. 그 당시에는 류마티스 관절염이 너무나 희귀한 병이어서 병명이 없었는지도 모른다.

5. 고통이 너무 심하다

'병'이라는 이름을 갖고 있으면서 아프지 않은 병은 없지만, 류마티스 관절염은 심하게 아픈 병 중의 하나다. 특히 습도가 높고 기압이 낮은 장마철에는 관절염의 통증이 더욱 심해진다. 이것은 관절에 습기가 많아지면 염증과 부종을 악화시키고, 외부의 기압이 낮아지면 상대적으로 관절의 압력이 높아져 활액막에 분포된 신경이 자극을 받아 염증이 악화되면서 통증이 심해지기 때문이다.

류마티스 관절염이나 신경통은 '기상병(氣象病)'이라고 할 정도로 일기에 민감해서 비가 오기 10시간 전부터 통증이 더 심해진다.

밤에는 고통이 너무 심해 자정이 넘도록 잠을 이루지 못할 때는 고통만 없어진다면 양쪽 다리를 절단하는 것이 도리어 나을 것이라는 생각까지도 했다. 그러나 손목, 팔꿈치 관절까지 아프고, 아픈 관절의 범위가 넓어지자 그 생각도 없어졌다. 류마티스는 심하게 아프면서도 가족들에게 미안한 생각이 들게 하는 병이다. 아픈 부위에 표시라도 있고 밥이라도 덜 먹으면 가족들에게 미안한 감이 덜한데, 그런 염치도 없는 병이 류마티스 질환이다.

손가락에 류마티스가 왔을 때는 마디가 굵어지고 부어서 표시가 잘 나지만, 무릎관절이나 고관절에 왔을 때는 외관상으로도 드러나지 않는다. 무릎관절이 벌겋게 붓고 간혹 물이 차는 사람도 있지만, 그것은 소수에 지나지 않는다.

류마티스 관절염 초기에는 위장도 나쁘지 않아서 무슨 음식이든 잘 먹는다. 거기에다 햇빛도 보지 않고 집안에만 있다 보니 남들 보기에 얼굴색은 더 흰해 보인다.

그런 상태에 부신피질호르몬제(덱사메타손(dexamethasone))를 하루에 1~2정이라도 복용하면 얼굴 피부는 한결 고와진다.

필자가 젊은 나이에 병색 없이 밝은 얼굴빛으로 병원에 치료하러 다니면 처음 보는 환자들로부터 "자네 같은 젊은이도 병이 있나?" 하는 말을 종종 들었다.

외관상으로는 건강하게 보이면서도 관절에 심한 통증이 있는 것이 류마티스 관절염이다.

6. 발병 연령이 낮아지고 있다

60년대 이전만 해도 암은 40대 이하에서는 잘 발병하지 않고, 중년층 이상에서 주로 발병하는 것으로 알려졌다. 그러나 지금은 20~30대에서도 암 발병률이 높고, 10대 여학생이 자궁암에 걸려 자궁을 들어냈다는 이야기를 들었을 때는 암담하기도 했다.

어디 암뿐인가? 전립선비대증도 50대 이후에나 발병하는 것으로 여겼는데 40대만 되어도 전립선비대증이 와서 자다가도 몇 번이나 일어나 소변을 보게 되고, 정력이 왕성한 시기인데도 비아그라(Viagra)를 찾고 있다. 하지만 전립선비대증이 있는 사람에게는 비아그라도 별 소용이 없다.

그 어떤 질병보다도 발병 연령대가 낮아진 병이 류마티스 관절염이다. 70년대 이전에는 드물었던 병이고, 발병해도 중년 여성들에게 간혹 있었던 병이다. 그러나 지금은 소아 류마티스 관절염 환자도 증가하고 있고, 예전에는 정형외과에서 담당했으나 이제는 종합병원마다 독립적으로 류마티스내과가 생길 정도로 환자가 급증했다.

전장에서 밝혔듯이 류마티스 관절염은 갑자기 오는 병은 아니다. 필자의 둘째아들이 초등학생일 때 소아 류마티스 관절염을 앓았지만, 발병 1~2년 전부터 걷기를 싫어하고 멀리 걸어서(시골에서 생활) 갈 때는 어머니나 할머니에게 업히려고 했다. "얼마 있지 않으면 학교에 갈 녀석이 이렇게 업히면 되겠느냐?" 하면서 할머니가 업어주던 일이 생각난다.

한창 뛰어다녀야 할 유치원생과 초등학교 저학년생이 걷기를 싫어하고, 다리 아픈 기색을 종종 보이면 일단 류마티스 관절염 초기로 의심할 수 있다.

병이 진행된 상태에서 고치려고 하면 어렵지만, 초기에는 무슨 병이든 잘 낫는다.

의학계에서는 15세 이하의 어린이가 한 곳 이상의 관절이 6주 이상 아프고, 그 부위가 부으면 90% 이상은 소아 류마티스 관절염으로 진단한다.

류마티스 관절염은 갑자기 오는 병이 아니고, 면역기능이 약해져서 오는 병이므로 무엇보다 면역력을 강화해 주는 것이 중요하다.

몸이 비대하면 체중감량을 반드시 해야 하고, 산성식품인 과자나 빙과류보다는 알칼리성인 과일을 먹이는 것이 좋다. 인스턴트식품이나 기름에 튀긴 음식은 줄이고, 라면 종류도 먹이지 않는 것이 좋다. 아이들은 좋아하는 라면을 못 먹게 하면 부모와 원수지간이 되려 한다. 그럴 때는 다시마, 파, 김치 등을 듬뿍 넣어서 끓이면 라면도 3차 식품이 아닌, 2차 식품이 될 수가 있다.

초기에는 화분(花粉, bee pollen)만 장기 섭취해도 나을 수가 있지만, 여기에 개다래, 프로폴리스, 키토올리고당, 상어연골(콘드로이틴 황산 함유) 성분을 같이 섭취하면 몇 개월 만에 낫는 경우도 있다.

화분은 일년생식물보다는 다년생식물에서 채취한 것이 효과가 좋고, 몇 가지 꽃가루가 혼합되었을 때 더 좋다.

18세 이하의 청소년에게는 면역력을 길러주고, 염증을 제거하는 성분을 곁들이면 쉽게 나을 수 있다. 학생들이 빨리 낫는 것은 필자의 생각으로는 왕성한 내분비기관의 기능과도 밀접한 관계가 있는 것으로 여겨진다.

앞으로 류마티스 관절염은 암이나 전립선비대증보다도 발병 연령대가 점차 낮아져 청소년들 사이에서 흔히 볼 수 있게 될 날도 머지않을 것 같다.

6 염(炎)을 잡아야 낫는다

1. 통증 부위는 있는 힘껏 밟아야

피부에 상처가 생기면 세균은 그곳을 집중적으로 침범해 온다. 이것을 막기 위해 몸에 있는 백혈구들이 결집해서 공동방어작전을 펴서 싸우지만, 세균에 비해 방어력이 역부족일 때는 변성(變性)과 붕괴현상뿐 아니라 주위 조직의 괴사(壞死)도 일어난다. 그 죽은 백혈구, 세균, 세포 부스러기 등이 모인 것이 외상을 입은 피부나 각종 장기에 생기는 고름이다. 이러한 화농(化膿)은 거의 모든 신체부위에서 발생하는데 근육에 생기면 근염(筋炎), 관절이나 뼈에 생기면 골막염·골수염으로 발병한다.

관절염의 염증에서 발생하는 독소는 밤낮으로 배출된다. 낮에 발산된 독소는 활동하는 사이에 소변, 피부, 입 등으로 배출되지만, 밤에 배출되는 독소는 몸에 그대로 축적되어서 아침에 일어났을 때 몸을 움직이기 불편하고, 손은 주먹을 쥐고 펼 수 없을 정도로 뻣뻣하다. 이와 같은 증상을 '조조강직(早朝强直)'이라고 부르며 류마티스 관절염을 진단하는 여러 기준 중 하나이다.

아침에 일어나 축적된 독소를 소변으로 배출하고, 1~2시간 몸을 움직이는 사이에 일부 독소가 배출되면 그제야 몸이 다소 가벼워진다. 이때가 오전 10시에서 11시쯤 된다.

아픈 관절이면 그 부위에 손도 댈 수 없을 정도로 통증이 심하다. 그러나 붓지 않고 참을 수 있을 정도로 아프면 그 부위에 지압을 해주거나 발로 밟아주면 그렇게 시원할 수가 없다.

근육이 아플 때는 손으로 눌러만 줘도 혈액과 산소공급이 원활해져서 시원함을 느낀다. 그러나 관절이 아플 때는 주물러서는 시원함을 느끼지 못한다. 만일, 손으로 만져 시원함을 느낄 정도이면 관절염으로 인한 독소가 아니고 단순히 피로물질인 젖산이 쌓여서 오는 통증이다.

관절염에서 나온 독소가 축적되어 있을 때는 초등학생이 밟아서는 시원함을 느끼지 못하고, 자주 밟아서 요령이 생긴 어른이 밟아야 시원함을 느낀다.

관절 안에 독소가 쌓여 있을 때는 가볍게 눌러서는 분해되지 않고 힘있게 밟아야만 분해된다. 밟을 때 관절뼈 위를 밟는 것은 효과가 없고, 그 주위를 밟을 때 효과가 있다. 그것은 마치 미운 사람에게 분풀이라도 하듯이 있는 힘껏 밟아주어야 시원하다.

관절에 있는 독소를 없애는 방법은 염증을 잡는 것이다. 그렇지만 어느 한 가지 물질만으로 염증을 잡기는 어렵다. 힘없이 시들어 있는 식물에는 수분공급이 우선적으로 필요하듯이 관절도 이와 유사하다.

건강한 관절의 연골에는 60~80%의 수분이 함유되어 있다. 이 수

치보다 수분 함량이 낮을 때 독소의 축적이 높아진다. 수분 함량을 높이면서 염증을 잡는 것이 관절염을 낫게 하는 근본적인 해결방법이다. 그러기 위해서는 면역력 강화, 청혈작용도 중요하지만 이런 것들은 다 부수적이다. 류마티스 관절염의 근본적인 해결은 염증을 잡는 것이다. 그렇게 되면 독소도 없고 피도 맑아지고 혈액순환도 자연히 잘 이루어진다. 염증을 잡아주지 않은 상태에서는 아무리 좋은 혈액순환제를 사용해도 염증으로 인해 결합조직이 상해 있기 때문에 효과가 잘 나타나지 않는다.

2. 염증을 잡아야 낫는다는 이론 정립

류마티스 관절염에 제일 많이 사용되고 있는 약 중의 하나가 부신피질호르몬제(예. 코르티손, 덱사메타손)이다.

매일 반 알(2.25mg) 정도 복용하는 것은 인체에 큰 부작용이 없는 것으로 나와 있다. 통증을 완화시키려면 2정(10mg), 심한 통증일 때는 2정 이상을 복용해야 했다. 이 정도 분량이면 5일만 먹어도 얼굴이 붓는다. 얼굴이 붓는다는 것은 얼굴만이 아니고 몸 안의 내장기관까지 다 붓는다고 생각하면 된다. 그중에서 인슐린을 분비하는 췌장이 붓게 되면 혈당을 낮추는 인슐린의 기능이 떨어지는 인슐린저항성(insulin resistance; IR)이 생긴다. 당뇨병 환자에게는 치명적인 해가 될 수 있으므로 부신피질호르몬제 복용은 될 수 있는 한 피해야 한다.

필자가 이 약에 대해서 좀 알고 있는 것은 류마티스 관절염으로 심한 통증을 앓고 있을 때 하루에 2~3정씩 장기간 복용했지만, 통증이 시원하게 멎지도 않았고 얼굴만 크게 부으면서 소변량이 줄었던 경험이 있기 때문이다.

통증을 멎게 하는 진통제의 정의를 표준국어대사전에서는 '중추신경에 작용하여 환부의 통증을 느끼지 못하게 하는 약'이라고 했다. 대표적인 약제가 모르핀(morphine), 아스피린(aspirin), 아세트아미노펜(acetaminophen) 등이다.

부신피질호르몬은 신경을 마비시키는 진통제인가 하면 그렇지는 않고 소염작용에 의해 통증을 완화시키는 약제이다. 통증이 심한 관절염일 경우 내시경으로 관절 안을 들여다보면 벌집처럼 구멍이 숭숭 뚫린 상태에서 벌겋게 부어 있다. 여기에 스테로이드(부신피질호르몬의 일종)를 직접 주사하는 방법이 일반인들이 흔히 알고 있는 '뼈주사'이다. 한 번 주사하면 환자에 따라서 차이가 있지만 1~3개월까지 통증이 없다. 통증이 없다는 것은 스테로이드의 소염작용에 의해 염증이 억제되기 때문이다. 두 번째 주사에서는 처음보다 3분의 2 정도의 효과가 나타나고, 세 번째는 3분의 1밖에 나타나지 않는다. 주사를 수차례 맞아도 전혀 효과가 없는 경우도 있다. 이 약을 많이 사용하면 뼈가 약해지고 뼈의 변형도 빨리 온다.

부신피질호르몬제가 영구적으로 염증을 잡아주면 근본적인 치료제가 될 수 있겠다는 생각이 미치자 류마티스 관절염은 염증만 잡아주면 완치될 수 있는 병임을 알게 되었다.

류마티스 관절염이 세균이나 바이러스에 의해서 온 염증이라면, 기존에 나와 있는 항생제로도 쉽게 고칠 수 있어야 한다. 하지만 그렇지 못한 것은 자가독소에 의한 집단유해물질로 인해 발생한 염증성질환이기 때문에 항생제로는 듣지 않고, 침, 체질개선, 자연요법으로도 낫지 않는 고질병이 된 것이다.

이 병이 온 원인을 정확히 찾지 못하고 있지만, 첫째가 토양이 병든 데 있고, 둘째가 껍질음식문화를 버리고 정백음식문화를 추구했기 때문이다. 정백식을 먹음으로써 몸에 필요한 영양소 공급에 불균형이 왔고, 이로 인해 체내에는 자가 유해물질이 서서히 발생하게 되었다. 이 유해물질이 결국 염증을 유발시켜 류마티스 관절염이 된 것이다.

류마티스 관절염은 염증만 잡아주면 변형되지 않는 한 고칠 수 있는 병이다. 또 변형이 되었더라도 통증은 없앨 수 있다.

3. 연골의 염증

류마티스 관절염의 통증은 관절을 매끄럽게 하는 활액이 분비되는 활막에 염증이 생겨 마찰과 충격을 보호해주는 연골이 손상되면서 시작된다. 연골은 60~80%의 수분과 교원질(膠原質) 성분을 함유하고 있어 뼈를 보호하는 완충작용을 하므로 뼈가 직접 맞닿는 것을 막아주는 역할을 한다.

연골에 수분이 적으면 관절에서 뚝뚝 소리가 잘 난다. 그 이유로는 체질적인 요인도 있지만, 주원인은 활막의 염증 때문에 수분이 적어진 데 있다. 세균이나 바이러스가 없는 곳에서 염증이 생기는 것은 자가독소에서 생겨난 집단 유해물질이 연골세포막을 허물고, 거기에서 발생하는 새로운 유해물질까지 가세하여 콜라겐(collagen)과 윤활유 역할을 하는 프로테오글리칸(proteoglycan)에 이상이 생기면서 수분이 적어져 연골의 파괴가 급격히 이루어졌기 때문이다.

관절에 소리가 잘 나면, 활액이 적어 연골이 약해진 상태에서 나는 것으로 여기고, 무리하지 않아야 한다. 여기에 통증까지 있으면 연골세포가 파괴되고 있다는 증거이므로 이때는 염증을 다스리는 요법을 병행해야 한다.

연골세포가 손상을 입게 되면 결합조직(모세혈관과 세포 사이를 연결고리 역할을 하는 조직)의 이상으로 혈액순환에 장해가 되고 영양공급에도 차질이 생긴다. 그렇게 되면 그 부위에 냉기를 느끼게 되므로 찬바람이 싫어진다. 그러나 보온이 되는 보호대를 하거나 온욕이나 모래찜질 같은 온열요법(溫熱療法)을 해주면 수축된 모세혈관이 확장되면서 혈행(血行)과 신진대사가 좋아져 통증이 다소 완화된다. 류마티스 관절염 환자는 여름에도 두꺼운 담요라도 덮어야 잠이 오는 것도 이 때문이다.

관절염에는 몸을 따뜻하게 해주는 것이 무엇보다 중요하다. 몸을 따뜻하게 해주면서 부작용이 없는 물질이면 관절염에도 효능이 있을 것으로 생각하고, 오래전부터 연구하던 식물이 개다래(이명: 등천료(藤天蓼) 또는 목천료(木天蓼))였다.

중국 송나라 때 간행된 『본초도경(本草圖經)』에는 목천료에 대해 '여러 냉기를 치료한다.'고 기록되어 있고, 『개보본초(開寶本草)』에는 '허리와 다리가 냉하면서 아픈 증상(腰脚疼冷(요각동냉))을 치료한다.'고 하였다.

개다래에는 액티니딘(actinidin)이라는 몸을 따뜻하게 하는 성분이 함유되어 있어 단백질의 소화를 도와 위장질환에 효과가 있고, 최근

들어 항산화물질로 주목받는 폴리페놀의 일종인 타닌(tannin) 성분도 풍부하여 염증억제작용, 급성관절염과 요통 억제작용 등의 항염증 효과를 갖고 있다.

액티니딘은 특히 몸을 따뜻하게 하며, 몸속의 요산(尿酸)을 배출하고 통증을 억제하는 효과가 있어 한방에서는 요통, 류마티스 관절염, 통풍 등에도 사용된다. 개다래는 식품이면서 치료제이기도 하다.

가벼운 관절통은 몇 개월 만에 낫게 되고, 관절에서 나던 소리도 쉽게 없어지는 것은 항염증작용과 연골에 수분 공급이 원활히 이루어진 데서 오는 결과로 보인다.

콘드로이틴황산이 관절염에 효과가 있는 것도 연골의 퇴화를 억제하고, 거기에 많이 함유된 프로테오글리칸이 수분을 모으는 역할을 성실히 해주기 때문이다.

관절염의 통증을 근본적으로 해결하는 방법은 연골의 기질을 형성하는 초자연골(硝子軟骨), 탄성연골, 섬유연골에 있는 염증까지 잡아줄 때 근본적인 치료가 가능해진다.

류마티스 관절염이 자연식, 식이요법, 지압, 침, 단전호흡, 소염제 등으로도 완치가 어려운 것은 이런 것들이 염증을 완전히 잡아주지 못하기 때문이다.

건강을 되찾고도 류마티스를 더 알기 위해 건강에 관한 책이면 무조건 읽은 것은 그 책 속에서 혹 류마티스 관절염에 관한 아이디어나 단편적인 자료라도 더 얻을까 해서였다.

20년간 연구하면서 얻은 결론은 체질개선이나 청혈작용도 중요하지만, 그것보다 더 중요한 것은 염증을 잡아 줄 때 류마티스 관절염을 완치할 수 있다는 것이었다. 염증을 잡으려면 병을 이길 수 있는 면역력을 강화하고 거기에다 항염증작용을 더해 주어야 한다.

필자가 주로 권하는 것은 키토올리고당, 프로폴리스, 상어연골 등을 주원료로 한 '류마-21'과 개다래, 어성초, 화분 등으로 제조된 제품들이다.

증상이 가벼운 사람에게는 '류마-21', '바이오폴렌'을, 다소 심한 사람에게는 '류마-21', '바이오폴렌', '제정환' 등을 권한다.

다발성으로 와서 중증인 사람도 '류마-21', '제정환', '바이오폴렌'을 섭취하면 몇 개월 만에 좋은 결과가 나타나는 것을 경험한다. 이것은 필자의 경험이나 지식에서 얻어진 것이 아니고, 시련과 연단을 통해 알게 해주신 하나님의 은혜임을 고백한다.

필자가 이 병을 앓지 않았다면 이렇게 집착하지도 않았을 것이고, 깊이 있게 연구하려는 노력도 없었을 것이다.

4. 염(炎)을 잡아야 낫는다

염증(炎症)에는 항생제가 최고의 치료제로 알려져 있지만, 항생제가 모든 염증을 다 없애는 것은 아니다.

필자의 큰아들이 어릴 적에 땅콩 정도 크기의 경부림프선염이 양쪽 귀밑에 생겼다. 이것 때문에 먹는 것에 비해 체중이 늘지 않고, 항상 허약해서 남들 보기에도 부끄러울 정도로 말랐다. 초등학교에 입학해서도 손으로 만져보지 않아도 목만 돌리면 표시가 날 정도로 림프선염은 커져 있었다.

이것을 고치려고 몇 개월 동안 병원에 다니면서 치료를 받았지만, 별 효과를 얻지 못했다. 허약체질에는 양약보다 한약이 더 좋다는 어른들의 이야기도 있고 해서 한약도 몇 첩 먹였지만, 별 차도가 없었다.

이때 습득(習得)하기 시작한 건강지식을 갖고 직접 생산한 화분을 가족들에게 먼저 시범적으로 섭취시켰다. 벌이 채취한 화분이 경부림프선염을 낫게 할 수는 없어도 미량영양소가 풍부하기 때문에 영양학적으로 도움이 될 것이라는 기본적인 지식만 갖고, 화분 중에서도 벌이 산지에서 채취한 충매화(蟲媒花) 화분 몇 종류를 혼합하여 매일 먹도록 했다.

4개월이 지났을 때 얼굴에 화색이 돌고, 경부림프선염이 작아진 것을 확인할 수 있었다. 6개월이 되었을 때는 거의 만져지지 않을 정도로 작아졌고, 자주 하던 감기도 하지 않게 되었다. 큰아들의 체험이 바탕이 되어 몇몇 아이들에게 먹였을 때도 동일한 치유 효과가 있었다.

결핵에 사용하던 항생제까지 복용해도 낫지 않던 림프선염을 식물의 생식세포인 화분이 고쳐주었다. 다소 시일이 걸리긴 하지만 화분이 림프선염에는 특효라는 생각을 한다. 화분은 벌이 먹는 양식이기 때문에 부작용도 없다.

경부림프선염은 벌겋게 붓거나 열이 나지 않아서 통증은 없다. 그러나 류마티스 관절염은 심하면 가벼운 열도 있고, 아픈 관절이 부으면 벌게진다. 이때 그 부위에 손을 얹으면 시원하지만, 손바닥에는 열기를 느낄 정도다. 그렇게 되면 잠을 이룰 수 없을 정도로 통증이 심해 진통제 없이는 견디지 못한다.

염증은 언제나 통증을 유발한다. 류마티스 관절염 환자가 통증을 느끼는 것도 그 부위에 염증이 있기 때문이다.

류마티스 관절염 환자들 중에는 관절에 물이 차지 않으면 붓지 않는 것으로 알고 있지만, 물이 차는 것과는 상관없이 심하게 아픈 부위는 언제나 더 부어 있다.

류마티스 관절염도 염증만 잡으면 쉽게 고칠 수 있는 병이지만, 염증을 잡는다는 것이 결코 쉽지 않다.

예전에는 만성위장병이나 위궤양에 특효약이 없는 것으로 알려졌다가 궤양과 위염을 일으키는 세균이 '헬리코박터 파일로리균'이라는 것이 밝혀지고부터 정복의 길이 열리게 되었다.

위장병이나 위궤양의 원인이 무엇인지 알지 못했을 때 프로폴리스를 섭취해 본 사람들은 프로폴리스가 위장병에 특효라는 말을 사용해도 결코 과장이 아닐 정도로 그 효과는 확실했다. 보통 3~4개월이면 완치할 수 있다.

어성초에는 항생제인 '설파민(sulfamine)' 보다 훨씬 뛰어난 항균효능이 있어서 세균성 질환에는 효과가 높다.

류마티스의 염증을 잡을 수 있는 물질이 없을까? 하고 십수 년간 한결같은 뜻을 갖고 노력했지만, 찾지 못하다가 오랜 연구 끝에 키토올리고당, 상어연골, 글루코사민, 프로폴리스 등을 주원료로 한 '류마-21'을 개발했다. 이것이 관절염의 염증을 잡는 데 확실한 역할을 한다.

류마티스 관절염이나 섬유조직염, 강직성척추염 등은 정백음식문화로 인해 세포막이 약해지면서 발병하게 된 병이다. 세포막이 약해졌을 때 활성산소, 스트레스, 젖산물질과 같은 유해물질이 세포막을 쉽게 침투하여 세포 속에서 발생한 독소가 커지면서 류마티스 인자와 결부하거나, 약한 연골에 침투하여 발병한 것이 류마티스 관절염이다.

류마티스 관절염은 세포막을 강화시키고, 염증을 잡아주는 것이 근본적인 치유방법이다.

7

류마티스는 갑자기 오지 않는다

1. 병은 갑자기 오지 않는다

어떠한 병이 발병했을 때 병이 갑자기 오는 것으로 생각하기 쉽지만, 모든 병은 어느 요인들의 영향으로 서서히 나빠지기 시작하다가 체내 면역력이 떨어지면 이것이 어느 시점에 가서 하나의 병소(病巢)를 형성하면서 질병으로 나타난다.

감기는 흔히 걸리는 병이지만, 이것도 피가 맑고 면역력이 강하면 오던 감기도 물러가기가 바쁘다.

류마티스 관절염도 예외는 아니다. 열이 39℃까지 올라가고 관절이 부으면서 아프면 급성 류마티스 관절염으로 진단이 나오지만, 이것 역시 갑자기 오는 것은 아니다. 류마티스를 일으킬 수 있는 요인을 항상 체내에 갖고 있던 중 병원체가 체내에서 확산될 때 덩달아 발병하게 되는 것으로, 류마티스 인자 그 자체가 고열을 일으키지는 않는다. 류마티스가 고열을 일으킨다면 몸의 기능이 안 좋을 때마다 고열이 있어야 하겠지만, 그렇지 않고 감기나 몸살을 동반했을 때 열이 발생한다.

류마티스 관절염의 증세가 서서히 나타난다고 해서 예외는 아니다. 필자가 류마티스 관절염을 앓은 것은 61년 이른 봄이었지만, 발병 시작은 2년 전인 59년부터였다는 생각이 든다. 그러나 실제로는 그 이전이었는지도 모른다.

그 해를 정확하게 기억하는 것은 반세기 만에 한 번 있을까 말까 한 위력의 '사라'호 태풍이 추석에 한반도를 강타하여 남부지방에 막대한 피해를 준 것이 1959년도였기 때문이다. 그해 여름방학 때 몇몇 친구들과 같이 시골 친구 집에 가는데 다리가 쉬이 피로해져 좀 쉬었다가 가자고 했더니 몇 km 오지도 않았는데 벌써 쉬어가자고 하느냐며 핀잔받았던 것을 생각하면 이때부터 이미 류마티스라는 유해인자가 내 몸에 잠재해 있었던 것으로 여겨진다.

다리에 병이 왔다는 것을 느낀 것은 61년 3월의 이른 봄이었다. 3시간 정도 열차를 타고 오는데 다리가 무거워서 그대로 앉아서는 도저히 올 수 없어 부득이 옆의 빈 좌석에 다리를 올려서 수평이 되게 해서 왔다. 그런 증상이 양쪽 정강이 밑으로 동시에 와서 가까운 병원에서 치료를 받았지만, 초기에는 병명도 나오지 않는 상태였다.

한 병원에서 온천을 하면 좋을 것이라는 조언을 해 주었다. 부산 해운대에 가서 여관을 정해 놓고 아침, 저녁으로 10일간 온천탕에 들어가 아픈 다리를 견딜 수 있는 데까지 담갔다. 2~3일 하고 나니 병원에서 치료받을 때보다 효과가 더 있는 것 같았고, 다리도 한결 가벼워졌다. 일주일 지나고 나니 다리 무겁던 것은 없어진 대신 양쪽 관절에 통증이 왔다. 양쪽 무릎관절에서 심한 통증이 동시에 오자 그제야 류마티스라는 진단이 나왔다.

지금은 혈액검사로 류마티스 관절염을 쉽게 알 수 있지만, 그때는 너무나 희귀한 병이어서인지 혈액검사도 없었다. 단지 증세만 보고 류마티스 관절염이라는 진단을 내렸지만, 류마티스는 양쪽 관절에 다발성으로 잘 오는 것이 특징이기 때문에 오진이 적다.

3개월 뒤에는 양쪽 팔꿈치까지 아프기 시작했고, 다시 두 달 뒤에는 양쪽 손목관절까지 아파졌다. 심하게 아픈 것은 6~7년간 지속되었고 그 후부터는 다소 덜했다. 통증이 줄어진 것은 양봉업과도 관계가 있었던 것으로 생각된다. 그러나 편지 3장 쓰기가 힘들 정도의 통증은 21년간이나 지속되었다.

2. 세포와 수명

벌의 수명이 얼마나 됩니까? 하고 물어오면 답하기가 곤란하다. 계절에 따라 수명이 다르기 때문이다. 꿀벌들이 한창 일을 하는 시기인 4~6월에는 45~50일밖에 살지 못하지만, 월동기간에는 6개월이나 산다.

꿀벌들은 꽃이 피는 시기에는 쉬지 않고 일을 한다. 벌통에서 4km까지 날아다니며, 하루에 40~50회 외출해서 꽃을 찾아다니며 꿀과 화분을 채집한다. 양쪽 다리에 화분을 뭉쳐서 올 때 자신 몸무게의 절반이나 되는 양(0.05g)을 가지고 오는 것을 보면 벌들이 무리해도 너무 한다는 생각이 든다.

　꽃이 없고 날씨가 추우면 벌통 안에서 활동하지 않고 봉구(蜂球)를 형성해서 긴 겨울을 지낸다. 이때는 활동시기에 비해 세 배나 더 오래 산다.

　인간도 그렇다. 낮과 밤이 있는 것은 낮에는 일을 하고 밤에는 휴식을 취하라는 뜻이다. 밤낮을 가리지 않고 일을 하는 사람을 보면 일도 중요하지만, 건강도 항상 생각해야 한다. 이런 사람들이 병이 나면 회복이 잘 되지 않는다. 몸에 기력(氣力)이 다 빠진 상태에 체내에는 면역력이 없어진 지도 오래여서 병과 싸울 힘도 없다. 자연요법에서는 무엇보다 면역력을 키우는 것이 만병을 이기는 것으로 여긴다. 그러나 '병(病)' 자 앞에 '만(慢)' 자가 붙는 만성병은 쉽게 낫지도 않는 병이다.

　몸에 생기가 있다는 것은 세포에 생기가 있다는 뜻도 된다. 우리 몸

연령별 세포감소수

연 령	세포감소수(누계)	%	몸의 세포수	%	비 고
0~30			60조	100%	
31~40	3조 6천억	6%	56조 4천억	94%	10%이상의 감소 (생체 이상 발생시기) + 질병으로 인한 감소 → 현저한 감소
41~50	7조 2천억	12%	52조 8천억	88%	
51~60	10조 8천억	18%	49조 2천억	82%	
61~70	14조 4천억	24%	45조 6천억	76%	
71~80	18조	30%	42조	70%	
81~	21조 6천억	36%	38조 4천억	64%	

[자료: 「셀레늄과 성인병(마스야마 요시나리(增山吉成) 저, 원태진 역 / 1988)」]

에는 60조나 되는 수많은 세포가 있다. 이 세포는 끊임없이 생성과 사멸을 반복함으로써 인체는 생명을 유지할 수 있다. 사멸하는 세포 수가 더 많을 경우 노화가 진행되는데 30대 이후가 되면 매일 10억 개씩 감소한다. 만약 이 세포가 빨리 없어지지 않고 더 연장된다면 인간의 수명도 그만큼 더 늘어날 수 있다.

여기에는 많은 학자들의 다양한 설들이 있다. 이것이 모두 공인된 학설은 아니지만 그렇다고 무시할 수도 없다.

러시아의 생물학자 메치니코프(Élie Metchnikoff)는 1907년 『생명의 연장』이라는 논문에서 장 속의 소화되지 않은 음식물과 숙변 물질이 인체에 독소를 만들어 수명을 단축한다는 자가중독 증상의 학설을 정립했다.

덴햄 하먼(Denham Harman) 박사는 "생체 내에서 생기는 활성산소가 각 기관에 장애를 주므로 세포의 노화를 초래한다."고 했다.

심장병과 혈액병을 연구한 의학자 윌리엄 오슬러(William Osler)는 "순환장애는 혈관에 있으므로 인간은 자기의 혈관 나이만큼 늙어간다."고 했다. 또 어떤 학자는 DNA(유전자 본체)의 합성능력이 20세가 넘으면 급격히 저하되므로 이것이 수명 단축의 원인이라고 했다.

어찌 되었든 인간은 늙게 되어 있고, 면역력이 떨어지면 여러 가지 질병에 걸릴 확률이 높아진다. 밤낮을 가리지 않고 일하는 것은 능력의 한계치를 넘어서게 되므로 체내에 유해물질이 더 생성된다. 하지만 무노동으로 세월을 보내는 사람도 세포에 긴장감을 주지 않기 때문에 세포의 수명이 단축된다. 그러므로 아무 하는 일 없이 편안함만을 누리려는 안일주의(安逸主義)보다는 약간의 긴장이 오히려 세포를 더 활성화한다.

건강한 세포는 체내 독소가 없어야 한다. 그러기 위해서는 양질의 영양을 공급받는 것이 무엇보다 중요하다. 거기에다 남을 사랑하는 마음이 곧 자신의 세포를 사랑하는 것이 된다. 병을 오래 앓다 보면 '왜 하필이면 내가 이런 병으로 고생해야만 하는 걸까?' 하는 괴로운 생각 때문에 가족까지도 미워진다. 때로는 괴로움이 목까지 차오르면 자식은 부모가 미워지고, 남편은 아내가, 아내는 남편이 미워지기도 한다. 이런 사람들의 병은 잘 낫지 않는다.

봄에 새싹을 틔우는 따뜻한 햇살처럼 가족과 이웃을 품을 수 있는 따뜻한 마음가짐이 무엇보다 중요하다. 또 자신의 생명은 이 세상 그 무엇과도 바꿀 수 없는 고귀한 생명임을 깨달을 때 병이 완치되는 시간은 훨씬 빨라진다.

이 세상에는 많은 병이 있지만 피를 맑게 하고, 세포를 활성화하면 대다수의 병은 낫는다. 그러나 류마티스 관절염만은 염증을 잡는 방법이 하나 더 추가되어야 한다.

3. 젖산물질과 집단유해물질

영국의 생화학자 한스 크렙스(Hans A. Krebs)는 체내에서 탄수화물, 지방, 단백질이 완전 산화되면서 에너지원을 생성하는 과정을 연구하였다. 그가 발표한 논문에 의하면 생체 내에서 탄수화물, 지방, 단백질의 대사 생성물은 마지막에는 피루브산(pyruvic acid, 초성포도산)이 되어 물레방아처럼 돌아가는 시트르산 회로(TCA cycle)에 들어가 시트르산 등 여러 산(酸)에 의하여 생명유지에 꼭 필요한 역할을 하는 에너지원인 ATP(아데노신3인산)를 생산하고 완전 산화되어 이산화탄소와 물로 분해된다고 했다. 크렙스는 이를 연구하여 1953년 노벨 생리·의학상을 받았고, 그의 이름을 따서 세포의 유기물 산화 과정인 시트르산 회로를 크렙스 회로(Krebs cycle)라고도 한다.

탄수화물 1g을 섭취했을 때는 단백질과 동일하게 4kcal의 에너지가 발생한다. 백미 100g 속에는 탄수화물이 82g 함유되어 있어서 여기에서 얻어지는 열량만도 328kcal가 된다. 이런 열량을 얻으려면 촉매작용을 하는 비타민B와 칼슘이 산소와 결합하여 완전대사가 이루어지고, 이산화탄소와 물로 분해되어 소변으로 배출되어야 한다.

이때 완전대사가 되지 못하고 불완전대사가 될 때 여기에서 생기는 부산물이 젖산이다. 이것이 쌓이게 되면 피로의 원인이 된다. 젖산이 배출되지 않고 근육의 단백질과 결합하면 근육을 뭉치게 만들어 어깨결림, 요통, 관절통 등을 일으킨다. 이때 그 부위를 지압해주면 젖산이 분산되고 대신 산소가 들어가므로 잠시나마 시원해진다.

젖산물질은 강한 산성물질로써 이것이 체내에 쌓이면 체액이 탁해지면서 산성화된다. 탁해진 혈액 속에는 산소의 공급이 덜 되므로 자제력이 부족하여 흥분이 잘 되고, 거기에다 불안과 초조까지 겹치게 되므로 판단력도 흐려진다. 탁한 혈액은 콜레스테롤과도 결합이 잘 되어 이것이 혈관 벽에 부착되면서 동맥경화, 고혈압, 심장병, 당뇨 같은 질환을 유발시킨다.

　이 젖산물질이 류마티스 관절염에 간접적인 작용을 하는 것으로 알려져 있지만, 필자는 이것이 류마티스 관절염을 일으키는 A급 주범으로 여긴다. 이것이 세포막을 약화시키면서 세포 내에서는 새로운 유해물질을 만들어 낸다.

　류마티스 관절염이 있으면 통증은 말할 것도 없고 심한 피로감이 계속된다. 통증 부위에 발로 밟는 정도의 압력을 가하면 다소 시원함을 느낀다. 이것은 그 부위에 피로물질이 많다는 뜻이다.

　젖산물질이 쌓이면 조직과 조직 사이에 연결고리 역할을 하는 결합조직에도 이상이 생긴다. 이때 피해를 보는 것이 세포막이다. 세포막은 단백질, 지질(脂質), 소량의 탄수화물로 이루어져 있고, 극소량의 무기질을 함유하고 있다.

　지질과 단백질은 산(酸)에 약하다. 산에 의해 손상된 세포막은 결국은 세포가 사용하는 에너지(ATP)를 생산하는 발전소와 같은 역할을 하는 미토콘드리아(mitochondria)까지 해를 준다. 이렇게 되기까지는 젖산의 역할도 있지만, 거기에 활성산소, 과산화지질 등에서 나오는 유해물질이 결합되면서 새로운 유해물질이 만들어졌기 때문이다. 이것이 많은 세포에서 만들어질 때 집단유해물질이 된다. 여기에는 염증을 유발할 수 있는 강한 유해물질을 갖고 있다. 이것이 류마티스 인자와 결부하면 류마티스 관절염을 유발시키고, 암세포와 결부하면 암을 일으키게 된다.

4. 포화지방산은 통증을 더 유발

류마티스 관절염으로 고통을 겪고 있을 때 의사들은 무엇이든 먹어도 괜찮다고 이야기했지만, 실제로는 그렇지 않다는 것을 느껴왔다. 가벼운 류마티스 관절염에서는 느끼지 못할 수도 있지만, 잠을 이룰 수 없을 정도로 고통이 심한 중증일 때는 포화지방산이 많은 음식물을 그날 저녁 맛있게 먹었으면 밤중에 통증은 더 심해진다. 이러한 통증은 류마티스 관절염 환자에게만 있는 것이 아니라 고혈압, 심장병, 버거씨병(Buerger's disease) 등 혈액과 관계되는 모든 질환에는 다 나타난다.

지방은 결합한 지방산의 종류에 따라 포화지방산, 불포화지방산, 트랜스지방산 등으로 나뉜다. 열을 가했을 때는 액체가 되고 식으면 고체가 되는 것을 포화지방산으로 보면 된다. 돼지고기, 닭고기 같은 동물성 지방에 포화지방산이 많다.

트랜스지방산(trans fatty acid)은 불포화지방산인 식물성 기름을 가공식품으로 만들 때 산패(酸敗)를 억제하기 위해 인위적으로 수소를 첨가하는 과정에서 생기는 지방산으로 마가린이나 쇼트닝, 마요네즈가 여기 해당된다. 트랜스지방산도 포화지방산과 마찬가지로 비만과 심장병, 동맥경화증 등의 질환을 유발시킨다.

마가린도 아주 적게 먹으면 몰라도 좀 먹었다 하면 통증이 더 심해진다. 이것은 혈액순환이 잘 안 되는 류마티스 관절염 환자에게 트랜스지방산이 들어가서 혈액순환을 방해하기 때문에 통증을 더 유발시킨다.

식물성 기름인 불포화지방산은 색이 투명하고 깨끗하다. 그러나 열을 가해서 튀기다 보면 색이 점점 검어진다. 상온에서 응고되지 않는 식물성 기름이라도 튀긴 음식을 먹으면 통증이 더해진다. 이것도 몇 번 튀겼던 기름일수록 더 심하다. 검어졌다는 것은 기름에 들어 있던 산소가 없어지고 산화되면서 과산화지질로 전환되었다는 것이다. 과산화지질은 독성을 갖고 있다. 이것을 동물에 주사하면 동물이 죽고, 사료에 첨가하면 설사를 일으킨다. 장기간 가축에게 주면 장출혈 등 여러 가지 질병을 유발시킨다. 사람도 체내에 쌓이면 노화가 빨라지고, 동맥경화, 간질환 등이 발병한다.

과산화지질을 에너지화할 때는 많은 산소를 필요로 하게 되는데, 거기에서 나오는 유해산소도 많아져 통증을 더 가중시킨다.

필자가 건강에 대한 지식이 없었을 때도 이런 음식물을 섭취하면 저녁에는 통증이 한결 더 심했기 때문에 스스로 삼갔던 음식이다.

5. 산성체질

밤에 충분한 잠을 잤는데도 아침에 일어나기가 싫어 조금이라도 더 눕고 싶어 하는 사람들이 있다. 이런 사람들의 근육에는 다른 사람에 비해 피로물질인 젖산이 많이 축적되어 있다. 이것은 혈액이 탁해진 데 그 원인이 있다.

혈액이 탁해져 있다는 것은 혈액이 산성화되어 있다는 것이다. 혈

체액의 pH농도

산증(pH)	약알칼리(pH)	알칼리증(pH)
7.35 이하	7.35~7.45	7.45 이상

* 산증(酸症, acidosis): 체액의 산과 염기의 평형이 깨어져 산성이 된 상태
* 알칼리증(alkalosis): 체액 중의 액상 성분이 알칼리 과잉으로 되는 병적 상태

액이 약알칼리성(pH7.35~7.45)이면 피가 맑아서 피로물질인 젖산이 축적되는 일은 없다. 일례로 80년대 이전만 해도 농촌에서는 겨울철 농한기(農閑期)를 제외하고는 공휴일에도 쉬지 않고 열심히 일했다. 아침 8시나 9시부터 일을 시작하는 것이 아니라 어스름한 새벽녘 길이 보이기만 하면 일을 시작했다. 마당에 집채만 하게 만들어 둔 퇴비를 논이나 밭에 그것도 지게로 져다 넣었고, 그렇지 않으면 수백 미터 떨어진 우물에 가서 물이라도 몇 짐씩 길렀다. 그리고 나서 쇠죽을 끓여서 구유에 퍼줄 때 자식들은 멀리 떨어진 초등학교에 등교할 시간이었다.

농촌에서 부지런한 사람은 보통 새벽 5시에 일어나 일을 했고, 게으른 사람도 6시에는 일어나 쇠죽이라도 끓였다. 또 농촌은 도시와 같이 오후 여섯 시에 퇴근하는 것이 아니고 어두워서 일할 수 없는 시간이 곧 퇴근 시간이었다. 이렇게 열심히 일했지만, 다음날 일어날 때 몸이 무겁다거나 관절이나 허리가 아파 고생하는 사람이 없었다. 이때 아프다는 것은 호사스러운 사람의 꾀병으로 보였다.

몸이 무거워서 일하기 힘들고 하루 일과를 채우는 것이 힘들었다면 암, 당뇨, 류마티스 관절염, 디스크 같은 질병의 환자들이 많았겠지만, 이때에는 이런 환자들이 없었다. 그 원인은 체내에 노폐물이 없

산성토양과 산성체질 비교표

산성토양	산성체질
뿌리의 활착률이 나쁘다.	활동적이지 못하고 패기가 없다.
충분한 영양 섭취를 못 한다.	균형 잡힌 영양 섭취를 못 하고 있다.
성장 · 조직 · 발육이 나빠진다.	신장 · 체중에 이상이 생긴다.
엽록소인 잎에 생기가 적다.	얼굴에 피로가 나타난다.
미생물의 번식이 안 된다.	체내에 효소가 부족하다.
유독성 물질에 약하다.	세균에 약하다.
병에 약하고 약효가 잘 나타나지 않는다.	병에 잘 걸리고, 회복이 잘 되지 않는다.
결실이 충실하지 못하다.	두뇌가 나빠진다.
비 · 바람에 넘어지기 쉽다.	침착성이 없고 신경질적이다.
과일에는 병해와 낙과가 많다.	두통 · 빈혈 증세가 많다.

[자료: 『건강으로 가는 길(김해용 저)』]

어서 몸이 가벼웠기 때문이다. 몸이 가볍다는 것은 피가 맑은 약알칼리성체질이었다는 뜻이다.

모든 질병의 85%가 산성체질에서 온다고 하지만, 갑자기 당한 병고나 교통사고 이외에 95% 이상이 혈액을 탁하게 만드는 산성체질에서 온다는 것이 필자의 견해다.

갑자기 고열이 나면서 관절이 아픈 어린이들 중에서도 편도선이 좋지 않아 감기를 자주 하거나, 걷기를 싫어하고 친구들과 놀기를 좋아하지 않는 경우에는 소아 류마티스 관절염이 발병할 수 있다. 소아 류마티스 관절염도 이런 예비신호가 있고 난 뒤에 오고, 생기가 있고 활동적인 어린이에게는 거의 없다. 있다면 타박상 입은 아이들 가운데서 간혹 올 수 있다.

류마티스 관절염이 온 성인들 가운데 건강이 좋은 상태에서 오는 일은 거의 없다. 6개월이나 1년 전부터 본인이 느낄 수 있을 정도로 몸이 무겁거나 짜증을 잘 내는 사람들 가운데서 발생한다. 몸이 무겁다는 것은 산성체질이 되었다는 신호이므로 체질개선이 무엇보다 중요하다. 체질개선에는 많은 돈이 드는 것도 아니고 토양 개량의 원리를 인체에 그대로 적용시키면 된다.

토양이 산성화되는 것을 막는 길은 퇴비를 많이 넣어주는 것이 근본적인 해결책이다. 빠른 시일에 개량하려면 수산석회(칼슘)를 평당(3.3㎡) 1kg씩 뿌려주고 땅을 깊게 갈아주면 산성토양에서 중성토양으로 점진적으로 바뀐다.

인체에 필요한 퇴비와 같은 영양소는 비타민, 미네랄, 효소를 말한다. 이런 영양소는 식물의 속껍질이나 겉껍질에 많이 함유되어 있다. 속껍질은 쌀겨(米糠)나 밤의 속껍질(栗皮) 등을 말하는 것이고, 겉껍질은 밀기울이나 과일껍질 등을 말한다.

1등급 밀가루는 밀알에서 17%를 차지하는 껍질층과 배아를 말끔히 벗겨 내고 배유만으로 만든 것을 말한다. 1등급, 2등급의 흰밀가

산성식품과 알칼리성식품

구 분	성분으로 분류한 식품의 종류	
산성식품	인(P)이 많은 곡 류	쌀, 밀, 옥수수, 송이버섯 등
	인(P)이 많은 생선류	고등어, 조기, 꽁치, 잉어 등
	황(S)이 많은 육 류	닭고기, 쇠고기, 돼지고기, 달걀노른자 등
	곡류로 만든 과자류	비스킷, 빵 등
	곡류로 만든 주 류	청주, 탁주 등
알칼리성 식품	칼슘(Ca)이 많은 식품	미역, 멸치, 우유, 시금치 등
	칼륨(K)이 많은 식품	오이, 당근, 고추 등 채소류, 홍차, 커피 등 차 종류
	유기산이 많은 과실류	오렌지, 매실, 사과, 포도 등
	과실류로 만든 주 류	포도주, 사과주, 매실주 등

루가 아닌 통밀 그대로 빻은 누렇고 까칠한 밀가루를 먹으면 식감은 다소 떨어지겠지만, 거기에는 그 토양에 함유된 모든 미네랄이 다 들어 있기 때문에 세포막을 튼튼하게 만들어주고, 영양대사과정에서 생기는 노폐물도 없다.

통밀 그대로 빻아서 먹는 집에는 암, 당뇨, 관절염 같은 병은 절대 발병하지 않는다. 전체식(全體食) 그대로 모두 먹는 것이 하나님의 처방인데 인간이 그 처방전을 무시하고부터 각종 질병이 급속도로 늘어나고 있다. 밀의 껍질이 밀의 생명을 보호해 주듯이 우리의 생명까지 보호해 줄 수 있는 모든 영양소를 다 갖고 있다.

밀의 겉껍질은 그 식물을 보호하기 위해서는 튼튼하고 단단해야 한다. 그래서 칼륨, 마그네슘, 아연, 셀레늄, 규소 같은 미네랄이 많이 함유되어 있다. 밀의 속껍질층인 배아에는 그렇게 강한 보호가 필요 없기 때문에 비타민(특히 비타민E)만 많이 함유되어 있다. 그리고 밀의 껍질에 있는 미네랄은 뼈나 세포막을 강화시켜 유해독소가 세포를

밀가루별 영양성분 비교(가식부 100g당)

성분 식품명	칼로리 (kcal)	단백질 (g)	지질 (g)	탄수화물 (g)	섬유소 (g)	회분 (g)	무기질					비타민		
							칼슘 (mg)	인 (mg)	철 (mg)	나트륨 (mg)	칼륨 (mg)	B_1 (mg)	B_2 (mg)	니아신 (mg)
중력밀가루 (국내산)	378	11.5	1.1	74.1	0.2	0.3	31	78	1.5	19	108	0.21	0.02	1.8
중력밀가루 (수입산)	367	10.4	1.1	74.8	0.2	0.4	12	101	1.4	2	103	0.2	0.05	1
통밀밀가루 (국내산)	334	17	3.8	69.8	5.9	4.2	19	795	16.2	6	323	0.98	0.35	7.4

* 회분(灰分): 식품 속에 들어 있는 무기물의 전체 분량에 대한 비율. 밀기울의 혼입도를 나타냄
[자료: 식품성분표 7개정(농촌진흥청 농촌자원개발연구소, 2006)]

침범하지 못하게 만든다. 밀의 속껍질에 함유된 비타민은 대사과정에서 불포화지방산의 산화를 억제하는 항산화기능을 한다.

아담이 하나님의 명령을 어겨 에덴동산에서 쫓겨났듯이 지금은 모든 사람들이 다 껍질을 버리고 먹음직하고 보암직한 정백식을 먹다 보니 하나님의 처방에 역행하여 미국인들에게는 류마티스 관절염이나 암, 당뇨병 같은 병이 많이 발병하는 원인이 되었다.

후진국들도 경제가 향상되어 먹음직한 3차 식품 위주의 식생활로 바뀌면서 속껍질을 버리고 먹는 식생활 10년 만에 암, 당뇨, 류마티스 관절염 환자가 10배 이상 늘어났다. 경제가 질병발생률만큼 급성장했다면 지금은 경제선진국이 되었어도 벌써 되었을 것이다.

세포막의 55%는 단백질로 구성되어 있다. 세포가 좋아하는 단백질을 많이 섭취함으로써 인간의 수명은 많이 연장되었다. 그러나 수명이 연장된 만큼 각종 질병도 증가하여 즐거움보다는 고통으로 가득 찬 삶이 되기도 한다.

필자가 류마티스 관절염으로 고통이 심할 때는 태어난 것을 몹시 후회하면서 살았다. 그러나 건강을 되찾고 나니 딴 세상에 사는 것 같은 기쁨에 가득 찬 삶이 되었다. 글을 써도 틀에 박힌 교과서적인 글을 쓰지 않고, 체험에서 우러나오는 글을 쓰다 보니 독자들로부터 더 가슴에 와 닿는다는 말을 많이 들어 왔다.

전문적인 문필가가 아니다 보니 제목과 어긋나는 내용도 있고 글이 매끄럽지 못한 부분도 있다. 그러나 그 속에 필자의 진심이 담겨있고, 참 건강법이 있다는 것만은 자부하고 싶다.

6. 스트레스가 관절염 발병의 직접요인

　원인 없는 결과가 없듯이 병 발생에도 언제나 원인은 있다. 암이나 류마티스 관절염도 쉽게 찾지 못할 따름이지 발병 원인은 분명히 있다.
　A 여사는 류마티스 관절염을 앓을 만한 요인을 쉽게 찾을 수 없는 그러한 가정주부였다. 식생활은 가족들의 건강을 고려하여 1차 식품 위주의 식사메뉴를 짜서 생활하는 분이다. 그리고 간간이 등산까지 하고 있어서 자신이 생각해도 관절염에 걸린 것이 이해가 되지 않는다고 했다.
　혹 가정적으로 마음 상한 일이 없었느냐고 했더니 남편의 외도 때문에 마음고생이 심했고, 우울증까지 겪었다고 했다. 그것이 원인이 될 수 있다는 말을 해주었다.
　암 환자나 류마티스 환자가 장기나 바둑을 두면 그 시간은 통증을 잊을 때가 있다. 정신을 그쪽에 집중시키는 탓도 있지만, 재미를 느끼는 시간에는 면역작용을 하는 T-림프구의 분비로 통증이 완화된다. 그러나 스트레스에 의해 긴장된 생활이 지속되면 우리 몸에는 교감신경을 흥분시키는 아드레날린(adrenaline) 같은 호르몬이 과도하게 분비되어 세포에 이상이 생긴다.
　우리 몸 안에는 60조나 되는 많은 세포를 갖고 있으며, 세포의 핵(核) 속에는 유전자 물질인 DNA를 갖고 있다. 이 DNA의 명령에 따라 복잡한 단백질이 만들어진다. 단백질은 하나의 개체로 이루어진 것이 아니고, 수만 개의 아미노산으로 연결되어 하나의 고리로 이어져 있다. 이 중에 어느 하나의 배열이 잘못되어도 세포에는 기형 같은 이상물질이 생겨난다. 이것도 숫자가 적을 때는 스스로 해결이 가능하지만, 숫자가 많아질 때는 하나의 소그룹을 형성한다.

암을 발생시킬 수 있는 세포 수가 20만 개 이상으로 많아지면 암이 되고, 류마티스를 일으킬 수 있는 인자(因子)가 많아지면 류마티스를 발병케 한다.

A 여사의 류마티스 관절염 발병 원인은 음식물의 잘못보다는 오랜 부부갈등으로 인한 스트레스 때문에 발생했다고 볼 수 있다. A 여사가 약이나 기능성 식품을 섭취하더라도 남편을 용서하는 마음을 갖고 섭취하면 효과를 빨리 얻을 수 있지만, 그렇지 않고, '당신 때문에 병이 생겼다.'라는 증오심을 갖고 섭취하면 회복은 잘되지 않는다.

스트레스(stress)란 말은 캐나다의 내분비학자 한스 셀리에(Hans Selye)가 처음 사용한 용어로, 정신적·신체적으로 가해지는 여러 상해(傷害) 및 자극에 대하여 체내에서 일어나는 비특정적인 반응을 말한다.

셀리에 박사는 많은 동물실험 결과를 바탕으로, 생체는 스트레스가 오면 아드레날린이나 부신피질호르몬의 분비로 저항하지만, 스트레스가 계속되면 고혈압이나 위궤양 같은 질환을 앓게 된다는 스트레스학설(theory of stress)을 발표하였다.

이러한 내·외적 자극에 대해 감당할 능력이 약화되거나, 장기간 반복되면 스트레스는 만성화되어 정서적으로 불안과 갈등을 일으키면서 정신적·신체적인 기능장애나 만성질환을 유발한다. 성인병은 말할 것도 없고, 불면증, 위장병, 고혈압, 당뇨, 동맥경화, 심장병, 류마티스 관절염 같은 질환에도 큰 영향을 주는 것으로 알려져 있다.

우리 몸에는 생체리듬의 조화가 잘 이루어질 때 인체에 주는 유해 독소가 적다. 그래서 성경은 "항상 기뻐하라, 범사에 감사하라."고

했다. 마음에 기쁨이 있고, 모든 일에 감사가 있으면 스트레스는 올 수 없고, 가슴에는 응어리진 원한(怨恨)도 없다.

스트레스는 사람과 사람 사이에 일어나는 스파크(Spark)와 같은 것이다. 시기, 질투, 미움도 모두 사람의 관계에서 온다.

이 중에 시기는 자신의 뼈를 썩게까지 하는(잠언 14:30) 강한 독성을 갖고 있다.

류마티스 관절염이 현대의학으로 고치기 어려운 병이라는 것을 알았을 때 어머니에 대한 원망이 컸다. 어머니가 소싯적에 희귀병인 류마티스 관절염을 앓지 않았다면 자식인 필자도 이 병을 앓지 않았을 텐데 어머니 때문에 관절염을 앓게 되었다고 속으로 원망을 하다 보니 어머니가 곁에만 있어도 통증이 더해지는 것을 느꼈다.

발병 2년 뒤에는 류마티스에서 올 수 있는 합병증인 심장병이 왔고, 불면증과 위장병까지 왔다. 산골(自然銅: 천연 황철광으로 어혈동통(瘀血疼痛) 완화와 골절상(骨折傷)에 효능이 있는 약재), 말뼈, 고라니 뼈 등 잘 소화되지 않는 물질과 초오(草烏)로 만든 독성 있는 환약(丸藥)까지 먹다 보니 위장이 나빠져 위장병을 앓은 적도 있었다.

어머니에 대한 불평과 불만이 쌓여 밤에 잠이 오지 않다 보니, 머릿속은 공상으로 채워지면서 불면증과 우울증에 신경쇠약까지 얻게 되었다.

잠언 14장 30절에는 "평온한 마음은 육신의 생명"이라고 했다. 마음에 화평이 없다면 그 사람은 지금 스트레스를 받는 사람이다. 2년간 무인지경에서 무공해 생활(『무공해 인간의 목소리』 참고)을 할 때 마음은 그지없이 평온했다. 그곳에서 불면증과 위장병은 나았지만, 류마티스 관절염은 나을 수 없었던 것은 뼈의 염증을 없애지 못했기 때문이다.

  스트레스에 관한 책을 보면 스트레스가 모든 병의 근원이라고 표현하고 있다. 필자는 스트레스가 불면증, 공포증, 우울증 같은 정신적 질환에는 직접적인 요인이 될 수 있지만, 류마티스 관절염이나 퇴행성관절염 같은 질환에는 간접적인 요인이라고 생각했었다. 그런데 많은 고객을 상담해 보니 발병원인의 50% 이상이 스트레스 때문이었다. 스트레스가 관절염 발병의 중요한 요인임을 다시금 깨닫게 되었다.

  류마티스나 만성질환을 앓는 사람들은 불평요소들만 생각할 것이 아니라 나에게 자그마한 은혜를 베풀어 주었던 분들에 대한 고마움이나 선생님이 "너는 착하구나." 하고 칭찬해 주셨던 일까지 생각하면서 그분들에 대한 고마운 마음으로 가득 채워지면 병은 한결 빨리 나을 수 있다.

  오래전부터 알던 지인들에게 필자가 쓴 건강서적을 한 권이라도 증정하려고 해도 제품을 팔기 위한 수단으로 보일까 봐 발송하는 것도 다시 생각하게 되었다. 그러나 『무공해 인간의 목소리』는 필자의 삶을 조명하면서 이렇게 살다가는 가정도 망하고, 나라도 망할 수 있다는 뜻에서 쓴 책이다. 기독교인이 1천만 명이 넘는다고 자랑하는 이 나라가 IMF 경제위기를 당한 것은 기독교에도 큰 책임이 있다는 것이 책의 주 내용이다.

  이 책을 여러 곳에 발송했었지만, 고맙다고 연락 오는 곳은 너무나 적었다.

  이름 없는 내 주제에 높은 분(?)들에게 보낸 탓도 있겠지만, 그분들의 마음에는 이미 고마움에 대한 순수성이 없어진 것이 아닐까 생각하면서 나 자신을 돌아볼 기회를 가지게 되었다. 옛 기억을 더듬다 보니 필자가 어려울 때 몇천 원의 돈을 빌려주셨던 분까지 생각이 났다. 수소문해 보니 80세 가까운 노년에 혼자 생활하면서 공공근로사업에 나가 일한다는 이야기를 들었다. 그 이야기를 듣고 그대로 있을 수 없어 적은 돈이나마 부쳐 드리고 나니 내 마음이 그렇게 기쁠 수가 없었다.

"범사에 감사하라."라고 한 말은 건강에 대한 진리이다. 감사하는 마음을 가진 사람은 세포마저 감사하는 세포로 바뀌어서 스트레스와는 거리가 먼 사람이 된다.

8 류마티스 관절염과 합병증

1. 류마티스 관절염과 합병증

류마티스 관절염은 다른 질환에 비해 합병증이 가장 적은 병이다. 있다면 심장병이나 그 외에 위장병 정도가 올 수 있다. 위장병은 불규칙한 식사나 자극적인 음식 때문에 온 것이 아니라 여러 가지 약을 복용하는 과정에서 약의 독성으로 오는 경우가 많다.

한약은 위장병을 안 일으키는 것으로 생각하지만, 꼭 그렇지만은 않다. 한약 중에는 위산의 분비를 억제하는 제산제(制酸劑) 역할을 하는 약재들도 많다.

한의학에서는 황련(黃蓮), 황금(黃芩), 창출(蒼朮), 모려(牡蠣, 굴껍질) 등이 제산제로 주로 사용되고, 위산과다와 소화불량에 먹는 한약인 '평위산(平胃散)'의 처방에도 위산의 작용을 중화시키는 제산 작용을 하는 약재인 창출(蒼朮), 감초(甘草)가 첨가된다. 위산이 많은 사람에게는 이러한 약재가 도움이 되겠지만, 정상적인 위액 분비로 1년 내내 가도 소화제가 필요 없는 사람이 이런 약재를 많이 먹으면 도리어 위장병을 유발할 수 있다.

필자는 위장이 나빠서 별도로 위장약을 먹어 본 적이 없을 정도로 위장만은 튼튼하다고 자부했었지만, 오랫동안 여러 약을 복용하다 보니 본의 아니게 위장이 나빠졌다. 류마티스 관절염으로 고생할 때 뼈에 좋다고 하는 산골이나 말뼈 등 소화가 잘 안 되는 성분을 구해 먹기도 하고, 딱딱한 환약까지 몇 달간 복용하다 보니 더 나빠지게 되었다.

환약을 만들 때 정제한 꿀을 접합제로 써서 만든 밀환(蜜丸)은 위장에 들어가서 잘 풀어져 해를 주지 않고 도리어 위벽을 보호해 준다. 과당이나 물엿을 혼합한 환약도 위장 부담이 한결 덜하다. 하지만 벌레 발생 방지와 원가절감을 위해 찹쌀이나 밀가루 풀을 접합제로 사용한 호환(糊丸)은 이로 씹어야 깨어질 정도로 딱딱하다. 그런 환약은 위산에도 잘 풀리지 않아 위에 들어가면 위 점막에 무리를 주게 되고, 장기간 복용하면 위장을 해치게 된다. 필자가 질병을 앓았던 60~70년만 해도 이렇게 만든 호환이 많이 유통되었다.

류마티스 관절염 환자들 가운데는 위장병을 앓는 분들이 많다. 이런 분들이 프로폴리스(꿀프로-킹)를 섭취하면 관절에도 도움이 되지만, 위장병에는 특효다. 그중에서도 헬리코박터 파일로리균(Helicobacter pylori)으로 온 위장병에는 더 효과가 높다.

또, 환자들 가운데는 간이 나빠진 사람도 간혹 있다. 이것은 통증이 심한 관절염을 앓다 보니 이 약, 저 약 먹게 되어 간이 더 나빠진 것이다.

간은 우리 몸에서 가장 큰 장기이고, 그 무게는 체중의 2%나 차지한다. 다른 장기는 조금만 이상이 와도 통증을 유발해 나빠진 상태를 즉시 알려 주지만, 간은 어지간히 나빠지지 않으면 쉽게 증상이 나타나지 않기 때문에 '침묵의 장기'라고 불리기도 한다. 간에 통증을 느끼거나 이상 증후를 느낄 정도가 되었을 때는 이미 치명적인 상태에 있다.

간은 3분의 1까지 나빠졌다 해도 몸에 독소를 배출시키고, 피를 맑게 하고 양질의 영양을 공급해주면, 원상회복이 빨라진다. 이것은 어느 장기보다 재생능력이 강하기 때문이다.

간이 하는 일은 복잡하고 다양성을 갖고 있지만, 크게 나누면 4가지로 요약할 수 있다.

① 대사작용(代謝作用)

② 해독작용(解毒作用)

③ 조혈작용(造血作用)

④ 담즙생성작용

류마티스 관절염에 효능이 있는 성분은 간질환에도 효과가 높다. 여기에 필자가 주로 권장하는 제품은 프로폴리스(propolis), 키토올리고당(chitooligosaccharide), 상어연골(콘드로이틴황산 함유), 화분, 항산화물질 등을 주성분으로 한 제품이다.

프로폴리스에는 수십 종의 플라보노이드(flavonoid)성분이 함유되어 있는데, 주작용으로는 항균 · 항암 · 항바이러스 · 항알레르기 및 항염증작용이 있고, 혈액순환촉진작용과 체내 산화를 억제하는 항산화기능도 있다.

혈액순환이 잘되면 혈액의 점도를 낮추는 작용과 지방분해 작용이 강하기 때문에 장기간 섭취했을 때 살을 빠지게 하며, 굳은 간의 지방까지도 분해한다.

　바이러스와 세균을 죽일 정도의 강한 항바이러스성분이 있다면 간에도 해가 될 것으로 생각되지만, 간에는 조금도 해가 없는 것이 프로폴리스의 특징이다.

　감기약 중에서 항히스타민 성분은 입이 바싹바싹 마르거나 현기증, 졸음 등을 유발하는 부작용이 있고, 일부 항생제나 해열제에는 장기 복용 시 기존 질환에 나쁜 영향을 미치거나, 신장과 간 등 다른 장기에 손상을 주는 독성을 일으키는 성분도 있어 심각한 부작용을 초래할 수도 있다. 하지만 프로폴리스는 과용해도 간에는 무리가 없고 도리어 간 효소 수치인 혈청 GPT(ALT), GOT(AST) 수치를 떨어뜨리는 기능을 한다.

　프로폴리스는 정량의 몇 배를 더 사용해도 간에 무리를 주지 않는다. 간 때문에 얼굴색이 좋지 않은 사람도 3개월만 섭취하면 주위에서 얼굴색이 좋아졌다는 소리를 들을 수 있다.

　얼굴 피부색은 건강의 거울이다. 한의학에서도 얼굴에 나타난 병색을 통해 질병의 진행과 변화를 알아내고 질병부위를 판별한다. "얼굴색이 좋지 않은 사람에게는 건강강연을 듣지 마라."는 말이 있다. 자신의 건강을 지키지 못하는 사람이 타인에게 건강을 위해서는 이렇게 해야 하고, 저렇게 해야 한다는 말은 할 수 없다는 것이다.

　키토올리고당은 갑각류(게, 새우 등)의 껍질에서 추출한 키토산(chitosan)을 효소분해하여 체내에서의 소화 흡수율을 높인 기능성 원료로 항균작용과 면역력 증강, 콜레스테롤 개선에 도움을 주면서도 부작용이 없다. 이 때문에 기관지, 암, 류마티스, 퇴행성관절염, 당뇨, 고혈압, 간경화, 아토피성 피부염 등 다양한 질환에 효과가 있다.

식물의 생식세포인 화분은 면역력 강화에는 최고의 식품이다. 식품위생법에서 '최고'라는 단어는 함부로 사용할 수 없는 용어이지만, 40여 년간 취급한 경험이 있기 때문에 그 효능을 충분히 아는 필자로서는 전혀 과장된 말이 아니다. 술을 먹고 잘 취하던 사람도 몇 개월만 섭취하면 잘 취하지도 않고, 감기도 잘 걸리지 않는다.

평택의 윤명철 목사는 『건강으로 가는 길』이라는 책을 처음 읽을 때만 해도 머리끝에서 발끝까지 안 아픈 데가 없을 정도여서 류마티스 관절염, 불면증, 당뇨, 협심증, 고혈압, 신경통, 만성두통 등 17가지의 고질병을 앓는 자칭 '병의 백화점'이라고 했던 분인데, 화분과 '등다래(몸을 온(溫)하게 하고, 관절의 뼈를 강화하는 제품)' 등을 섭취하고 건강을 되찾았다. 오랜 시간이 지난 지금도 건강한 생활을 하고 계신다.

필자가 아는 약사들 가운데는 3개월을 권할 약이 없다고 했다. 있다면 효모나 비타민C 정도라고 한다. 그러나 화분은 평생 먹거나 과용을 해도 해가 없어서 양질의 영양분을 요구하는 간질환에는 더 바랄 수 없을 정도로 좋다. 화분은 암세포의 억제작용 및 소염작용까지 한다. 어린이의 경부림프선염과 허약체질, 야뇨증에는 특효이고, 전립선염에도 좋은 효과가 있다. 관절염에는 직접적인 효과보다는 간접적인 효과가 크다.

2. 부신피질호르몬제

책 제목에 『염(炎)을 잡아야 류마티스(퇴행성) 관절염이 낫는다』라고 했듯이 염증을 잡아 줄 때 류마티스는 낫게 된다.

류마티스는 바이러스나 세균에 의한 발병이 아니므로 항생제로는 낫지 않는 반면 피부질환에 사용하는 부신피질호르몬제는 염증을 잡아 준다. 이것이 염증을 영구적으로 잡아주면 더없이 좋은 완벽한 치료제가 되겠지만, 일시적인 효과밖에 내지 못한다. 복용할 때는 아픈 것을 가라앉히는 진통 효과가 있어도, 약효가 떨어지면 다시 통증이 오면서 이전보다 더 악화된다.

1948년 스테로이드계(系) 의약품인 코르티손(cortisone)이 류마티스 관절염의 특효약으로 발표되었을 때 앉은뱅이도 걷게 하는 기적의 약으로 표현되면서 큰 반향(反響)을 일으키기도 했다. 그러나 사용하는 과정에 부종(종창)이 생기고, 위산분비 증가, 고혈압·과민증·무월경 증상을 유발하는 등 효과보다 부작용이 더 크다는 사실이 점차 알려지게 되었다.

통증이 심할 때 합성 부신피질호르몬제인 프레드니솔론(prednisolon)을 1정(5mg)만 복용하면 관절염 통증은 신기하게도 잘 멎는다. 그러나 필자는 초기에 하루 3~4정(15~20mg)씩 복용해도 통증이 멎지 않아서 고통을 호소하면 의사도 이상하게 여겼다. 이 약을 며칠 복용하자 얼굴이 부었다. 처음에는 밥맛이 아주 좋아 밥을 많이 먹어서 살이 찌는 줄 알았는데, 그것이 아니라 약에 의한 부작용이라는 것을 뒤늦게야 알게 되었다. 실제로 프레드니솔론은 밥맛을 좋게 한다.

이때 미국에서 의사로 근무하시는 친구의 형님을 만났다. 그분이 "

한국에서는 부신피질호르몬에 대한 부작용을 경시하고 있지만, 미국에서는 효과보다 부작용이 더 크다는 것을 알고 복용량에 제한을 두며 장기처방하지 않는 약이다. 복용할 때는 하루에 1정 이상은 복용하지 말고, 만일 복용하게 되면 비타민C를 하루에 500~1,000mg 같이 섭취하는 것이 좋다.”는 말도 잊지 않고 해주었다. 안타깝게도 아스피린 이외에는 특별한 진통제가 없다고 했다.

현재 부신피질호르몬제를 처방할 때 비타민C를 같이 섭취하라고 권유하는 의사는 거의 없는 것으로 알고 있다.

한약에 감초를 넣고 달이는 것은 감초의 상승효과보다는 다른 약재의 독성을 풀어주는 중화작용과 해독작용이 크기 때문이다. 비타민C 역시 해독작용이 있다는 것을 자연의학을 연구하고부터 알게 되었다.

신경통이 있을 때마다 부신피질호르몬(프레드니솔론)을 장기간 다량으로 복용했던 사람들은 뼈가 바람 든 무같이 진액이 다 빠져 있다. 이런 사람은 고관절까지 나빠져서 화장실 출입도 어렵게 되고, 고통도 너무 심해 진통제가 없으면 견디지 못한다.

의사 가족이 아플 때 의사가 마음 놓고 권할 수 있는 약이 참 약이다. 신경통이나 관절이 아픈 가족에게 부신피질호르몬제를 다량으로 권할 의사는 아무도 없다. 의사가 자기 가족에게 먹이지 않은 약이면 그것은 약이 아니고 독이다.

우리 몸에서도 부신피질호르몬이 분비되므로 하루에 반 정(2.5mg) 정도는 처방에 넣는 의사들이 많은 것으로 알고 있다. 그러나 당뇨, 암, 결핵, 고혈압, 심장병이 있는 사람은 이것마저도 복용하지 않은 것이 좋다고 나와 있다.

“20년간 관절염으로 앓았다는 사람이 어떻게 뼈의 변형도 오지 않았습니까?" 하고 필자에게 질문하는 사람들이 있다. 필자가 변형이 안 된 것은 친구 형님 덕분이었다. 그 형님의 충고가 없었더라면 간간이 부신피질호르몬제를 복용했을 것이고, 그것이 결국 뼈를 약하게 만드는 원인이 되어 팔과 다리에 변형이 왔어도 이미 오래전에 왔을 것이다.

뼈가 변형된 환자들을 만나 보면 대부분이 부신피질호르몬제를 복용했고, 아픈 관절에 뼈 주사를 맞았다고 하면 거의 부신피질호르몬 주사를 맞은 경우였다.

의학서적에 보면 1년에 두 번까지는 맞되 세 번 이상은 맞지 말라고 한 것은 뼈를 약하게 만드는 요인 때문이다.

진통제로서 가장 안전하고 부작용이 적은 것은 아스피린이지만, 이것도 장기간 과다 복용하면 위장장애나 위장출혈을 일으킬 수 있다.

3. 류마티스 관절염과 대체의학

이 사회는 나 혼자만 사는 것이 아니고 더불어 살아가는 사회여서 혼자만 고귀한 체할 수도 없고, 자신의 식생활만이 최고라고 고집할 수도 없다.

자연식이 좋다는 것은 누구나 다 인정하고 있다. 그러나 이것은 절대 먹으면 안 되고, 이것은 안 먹으면 안 된다는 식의 식생활도 좋지 않다. 그 한 예로써 뷔페 같은 곳에 초대받고 가서 기름기가 많은 음식이나 백미는 아예 입에도 대지 않는 지나치게 편협한 식생활도 바람직하지 못하다.

자연식은 그 위력이 대단해 암이나 간암 환자들이 자연식으로 고친 예도 많다. 의사들 가운데는 자연식으로 건강을 되찾고도 이것을 드러내 놓고 말하는 의사는 없다. 자연식으로 고쳤다고 하면 의사들 사회에서는 인정받지 못하고 도리어 별난 의사로 취급받기 때문에 아예 말도 하지 않는다.

호주 출신으로 1956년 호주 멜버른올림픽 대회 때 수영 3관왕이었던 머레이 로즈(Murray Rose)는 1960년 로마올림픽 대회 때도 400m 자유형에서 또다시 금메달을 따내는 신화를 남겼다. 그는 육류를 전혀 먹지 않고 채소와 해조류, 유제품 등을 먹는 채식주의자였다. 국제대회 참가 시에도 그의 아버지 이안 로즈(Ian Rose)가 현지에까지 따라가서 그 지역에서 생산한 유기농 채소와 과일, 견과류들을 섭취케 했다.

1988년 서울올림픽을 앞두고 부산 수영만 요트경기장에서 국가대표 요트 선수 15명이 맹훈련에 임하고 있을 때 정승철 코치로부터 강연 부탁을 받았다. 먼저 국가대표 선수들과 식사를 한 뒤에 식사에 대한 평을 하면서 '선수들의 지구력을 위한 식생활'이라는 제목으로 강연을 했다.

선수들의 식생활은 일류 뷔페 음식이었고, 열량을 높이기 위해 기름에 튀기고 볶은 음식들이 많았다. 이 음식들은 열량이 높아서 일시적인 힘을 내는 데는 도움 될지 모르지만, 지구력 증진에 도움이 되는 음식은 아니었다.

운동선수들에게는 유기질 퇴비를 많이 사용하고 농약은 될 수 있는 한 적게 사용한 식품이 제일 좋은 음식이다. 또한, 조리 시 열을 가하지 않는 것이 효소가 살아 있어 신체기능을 더 좋게 하고 소화력도 높여주므로 지구력을 증진시킨다는 요지의 강연이었다.

　강연의 반응이 좋았던지 두 번째 강연 부탁을 받아 갔을 때는 기름에 튀긴 음식은 없었고, 대신 열을 가하지 않은 생채식이 많았다. 좋은 성적을 내길 바라면서 정신력 강의까지 했지만, 좋은 성적을 내지는 못했다. 자연식의 효력은 하루아침에 나타나는 것이 아니고 적어도 6개월 이상 했을 때 그 효력의 결실을 얻게 된다.

　필자의 식생활은 완벽하지는 못해도 반현미식을 한 지가 30여 년이 넘었다. 그 덕분에 적지 않은 건강보험료를 매달 납부하면서도 병원 진료를 받을 일이 없어서 건강보험증을 사용하지 않은 지 오래되었다. 몸에 특별한 이상도 없어 건강검진의 필요성을 느끼지 못하지만, 규칙적인 검진을 통해 건강을 체크하고 있다.

　중소기업체를 운영하는 L 사장은 수개월 전만 해도 검사상으로는 아무 이상이 없다고 좋아했는데 2개월 뒤에 간암으로 판명이 나서 최고의 의료진이 있는 서울의 종합병원에 입원했다.

　주위 사람들의 생각에는 3~4개월 뒤에는 회복되어 어느 정도 건강한 모습으로 나타날 것으로 여겼는데 그렇지 못했다. 그의 장례식 때 필자가 조사(弔詞)를 낭독했는데, 너무나 슬프고 안타까운 일이었다. 그가 자연식과 프로폴리스, 키토산, 화분 등을 섭취했더라면 고칠 수 있지 않았을까 하는 생각도 했다. 그러나 본인이 이 방면에 조금의 지식이나 관심이라도 있어서 스스로 섭취하겠다는 의지가 있을 때 가능하다. 그렇지 못한 사람에게 자연요법을 권유하는 것은 현대의학을 무시하는 시대착오적인 낙오자로 취급받기 십상이다.

　자연요법이 여러 질환에 효과를 나타내지만, 류마티스 관절염만은 어려운 것은 염증을 잡지 못하기 때문이다.

 침이나 뜸은 이제 중국이나 한국, 일본의 전유물이 아니고 서양인들도 침술을 선호할 정도로 높이 평가받고 있다. 미국의학협회에서는 침술을 정식 치료방법으로 받아들이고 있고, 서양에서 침술이 유용한 대체의학으로써 주목을 받으면서 과학적 연구와 임상이 활발하게 진행되고 있다.

 한의학에서는 '일침(一鍼) 이구(二灸) 삼약(三藥)'이라 하여 침술이 첫째, 뜸이 두 번째, 한약이 세 번째 치료법이라 여겨 왔다. 그러나 침술사들 중에는 다른 질환은 침으로도 잘 낫는데 관절염은 잘 낫지 않는다고 했다. 침이 경혈을 자극함으로써 혈액순환과 자율신경의 강화로 다방면에 효과를 나타낼 수는 있어도 류마티스 관절염만은 어렵다고 하는 것은 염증을 없애기가 그만큼 어렵기 때문이다.

 단전호흡을 하는 사람들은 단전호흡을 할 때 산소를 세포 구석구석까지 공급하고, 대신 나쁜 노폐물을 모두 배출시키기 때문에 단전호흡만 하면 모든 병이 낫게 된다고 한다. 또 기(氣) 수련을 하는 사람 역시 몸에 기를 넣으면 성인병으로 온 질병도 많이 호전된다고 한다. 그러나 류마티스 관절염만은 별 효과를 얻지 못하는 것은 염증을 치유하지 못하기 때문이다.

 류마티스 관절염의 치유과정을 보면 위장병이나 심장병, 고혈압, 우울증, 불면증 등의 합병증이 왔을 때도 이러한 질환에 먼저 효력이 있고 그다음에 관절에 효과가 나타난다.

 류마티스 관절염 환자가 지병인 관절염을 고쳤다고 하면 다른 질병은 부수적으로 낫게 되는 것을 보게 된다. 병 중에서도 고질병에 속하는 것이 류마티스 관절염이다.

4. 류마티스 관절염의 이설(異說)

병을 오래 앓다 보면 만나는 사람마다 자신만이 아는 비방(祕方) 같은 것을 알려준다.

그 병에는 무엇이 최고라는 식으로 다른 것은 몰라도 질병 처방에 대해서는 누구에게나 친절하다. 거기에는 바라는 대가도 없다. 자기가 체험했으면 더 열성적으로 친절하게 알려주고, 자신이 체험하지 않았더라도 한두 사람에게서 들은 치유사례를 자신이 체험한 것보다 더 확신 있게 이야기해주는 사람도 있다.

관절염에 좋은 음식으로 첫째로 꼽히는 것이 고양이 고기(猫肉)다. 고양이를 몇 마리 정도만 삶아 먹으면 다 낫는다고 한다. 3기 정도의 관절염 환자치고 고양이 중탕을 먹어 보지 않은 사람은 거의 없을 것이다. 민간요법에서도 고양이 고기가 만성피로에 좋고 관절통을 치료한다 하여 예로부터 신경통, 관절염, 류마티스 관절염에 많이 사용해왔다. 고양이가 몹시 날렵하여 높은 곳에서 떨어져도 전혀 다치지 않을 정도로 유연하고, 행동도 재빨라서 고양이의 관절에는 특별한 성분이 있을 거라는 기대감에 관절염 치료용으로 사용했던 것으로 생각된다.

그러나 고양이가 관절염 치료에 효과 있다는 것은 근거 없는 속설이고, 관절염에 도움되지 않는다는 것이 매스컴에 보도되면서 지금은 먹는 사람이 거의 없는 것으로 안다.

60년대 이전에는 산후에 단백질과 칼슘의 부족으로 가벼운 관절통이 많이 왔다. 단순 관절통에는 멸치만 많이 먹어도 낫는 것을 보면 영양결핍에서 온 관절통증에는 고양이 중탕을 먹으면 쉽게 나을 수도 있다. 유독 고양이만이 아니라 방목(放牧)해서 키우는 동물이면 어느 동물에서도 같은 효과를 얻을 수 있다.

　현대의 관절염은 못 먹어서 오는 병이 아니고, 영양과잉과 정백음식문화에서 발생한 유해물질 때문에 온 염증성 질환이기 때문에 양질의 단백질이나 칼슘을 공급한다 해서 나을 수 있는 병은 아니다.

　물건은 희소성이 있을 때 더 가치가 있고 때에 따라서는 부르는 것이 값이 된다. 이것은 사치품이나 일용품에만 적용되는 것이 아니라 약재나 건강식품에도 적용된다. 그 예로서 한의서에 보면 호랑이뼈가 관절염에 특효인 것으로 알려져 있어 부르는 것이 값이다. 그러나 그 호랑이뼈로도 관절염을 고칠 수 없다는 것이 필자의 지론이다.

　호랑이뼈나 말뼈가 칼슘과 영양부족에서 온 단순관절염에는 미약한 효과라도 있겠지만, 백호역절풍(白虎歷節風: 흰 호랑이가 관절을 깨무는 것처럼 통증이 심하다는 뜻에서 붙여진 이름)으로 알려진 류마티스 관절염에는 별 효과가 없다.

　칼슘 공급에는 호랑이뼈나 노루뼈라 해서 특별한 효과가 있는 것은 아니다. 다른 뼈에 비해 골밀도가 높아서 다소 차이는 있을 수 있으나 관절염을 낫게 할 정도로 위력이 있는 것은 아니다.

　이름난 지관(地官)을 만나면 묏자리를 잘못 써서 온 병이라고 한다. 묏자리에 물이 고이거나 나무뿌리가 시신의 관절을 거쳐 나가면 그 후손 가운데는 관절염 환자가 나온다고 한다.

　오늘날 풍수지리학자들은 나쁜 터에 묘(墓)를 쓰게 되면 거기에서 나오는 나쁜 유전인자가 발산되어 자손을 망하게도 하고, 건강도 해친다고 한다. 앞으로 가면 갈수록 관절염 환자들은 늘어날 수밖에 없다. 그런데 이것이 묏자리 탓일까? 70년대 이전만 해도 관절염은 희귀병이었다. 그렇다고 그때는 묏자리를 잘 써서 병이 없었고, 지금은 묏자리를 잘못 써서 많아졌다고는 할 수 없는 것이다.

 마음이 약하면 조그마한 일에도 흔들린다. 그렇게 되면 병은 잘 낫지 않는다. 정신은 나무의 뿌리와 같다. 뿌리가 튼튼하면 난치병인 고질병에서도 이겨 낼 수 있다.

 나무의 뿌리가 튼튼히 내려져 있고, 거기에 적절한 영양공급만 이루어지면 나무는 언제나 생기를 갖는다. 잘 낫지 않은 고질병도 환자 자신이 나을 수 있다는 신념을 갖는 것이 무엇보다 중요하다. 거기에 면역력을 강화하는 물질만 공급하면 그 질병은 낫는다.

 질병 때문에 굿을 하거나 묘지를 이장하는 것은 한마디로 말해 심신이 나약한 사람들의 몸부림이다.

 관절이 아플 때 그 부위에 묵은 시래기를 따뜻하게 해서 붙이면 좋다고 여러 민간요법 책에 나와 있지만, 그것도 도움되지 않는다. 그것보다는 오히려 묵은 된장이나 염전 소금을 따뜻하게 해서 올려놓는 것이 한결 낫다. 묵은 된장에는 효소, 미네랄, 아미노산 등 다양한 영양소가 들어 있다. 그것이 땀구멍을 통해 관절에 흡수되면 다소 효과를 얻을 수 있다. 소금은 90여 가지 미네랄을 갖고 있어서 그것이 관절에 도움이 된다.

 필자가 권할만한 찜질요법이 있다. 방법은 소금물을 약간 뿌린 생 솔잎을 아픈 부위에 얹고, 쉽게 증발되지 않게 비닐랩으로 감싼다. 그 위에 전기방석 등으로 따뜻하게 해주면 솔잎에 들어 있는 플라보노이드(flavonoid)성분과 칼륨이 땀구멍으로 침투되어 소염작용까지 겸한다. 이것을 몇 번 하고 나면 아픈 관절이 정말 시원해진다.

 관절염에 관해서는 많은 민간요법이 나와 있지만, 체질개선이나 염증을 잡아 주지 않으면 관절염에는 도움이 되지 않는다.

5. 만성 관절염과 식이요법

류마티스 관절염이나 퇴행성관절염의 발병요인은 미네랄과 비타민이 풍부한 껍질음식문화를 버리고, 영양가 없는 정백음식문화를 10년 이상 지속하자, 세포막의 기능들이 약해지면서 발병하게 되었다고 그 원인을 밝혔다.

그렇다면, 우리가 어떤 음식물을 먹어야 하는지 이미 해답은 나와 있다.

- 곡류 : 완전히 도정하지 않은 전곡류(全穀類, whole grains) - 쌀눈·쌀겨가 붙은 반현미(오분도쌀(五分搗米)), 알곡 전체를 빻아서 만든 통밀가루, 콩 등
- 부식 : 버섯류, 해조류, 조개류, 뼈째 먹을 수 있는 생선, 녹황색 채소, 식물성 기름, 마늘, 식초, 새우젓, 우엉, 북엇국, 감자
- 과일 : 귤, 밤, 일반 과일
- 민간요법 : 달걀 초란(식초에 달걀을 껍질째 넣어 만든 것), 녹즙(찌꺼기까지 같이 먹어야 함), 곰탕, 식초를 탄 꿀물

※ 해로운 식품 : 돼지고기, 닭고기, 마가린, 튀김류, 알코올, 인스턴트식품

9 기타질환

1. 디스크는 관절염보다 빨리 낫는다

　명절 때 시골에 가서 친지들과 이야기를 나눠보면 60세 이상이면 대부분 관절이나 허리가 아프다고 했다.
　"돌아가신 집안의 어른들은 80세가 되어도 관절이나 허리가 아프다고 하는 일이 없었는데, 지금 우리는 허리가 아프고 관절이 안 좋아서 농사일도 못하겠다."고 하면서 그 원인이 지금 많이 사용하고 있는 농약 때문인지도 모르겠다고 했다. 실제, 그것도 한 원인이 될 수 있지만, 그것보다는 지력을 높여주는 퇴비는 사용하지 않고, 매년 화학비료의 사용량을 높이다 보니 농약의 사용량도 자연히 많아지게 된 것이다.
　식물은 그 식물을 보호하기 위해 감싸고 있는 껍질에 모든 영양소가 다 들어 있는데, 그것을 알뜰히 버리고 먹기 때문에 병 발생의 원인이 되었다고 일러준 바 있다. 그리고 쌀밥보다 미네랄이 4배나 더 들어 있고, 농약을 사용하지 않는 보리 혼식을 권장해보지만, 의학박사도 아닌 필자의 말은 전혀 받아들여지지 않고 있다.

　디스크나 관절염이 발생하는 것은 뼈와 뼈 사이의 마찰을 방지하고 이음 역할을 하는 연골(물렁뼈)에는 수분이 60~80% 함유되어 있는데, 수분이 그 이하로 줄어들면 노화 및 퇴행이 급격히 이뤄지면서 디스크나 관절염을 유발한다.

　나이가 들면 키가 줄어든다는 것은 뼈가 줄어져 생기는 것이 아니고, 연골의 수분이 적어져 수축하면서 줄어든 것이다. 키가 작은 사람은 저녁에 키를 재는 것보다 아침에 재면 2cm 정도는 더 크다. 요통 환자는 오전보다 오후가 더 아픈 것도 이 때문이다.

　디스크는 수술을 해야 하고, 수술을 하지 않으면 못 고치는 병으로 알고 있지만, 디스크 환자의 80%가량은 수술하지 않고도 고칠 수 있다고 한다.

　작년 말에 찾아온 한 주부는 수술하려고 날짜까지 예약하고 병원에 가보니 수술 후유증으로 치료받는 사람이 너무 많아서 수술하는 것을 포기하고「두리원」제품을 4개월 섭취하고 완전히 나은 예도 있다.

　요통환자에게는 '류마-21'과 '등다래'를 주고, 기력이 약한 사람에게는 '바이오폴렌'을 첨가해 준다.

　서울에서 찾아오신 김ㅇ영(80세) 할아버지는 허리와 관절이 안 좋다고 했다. "아들이 서울에서 큰 약국을 하고 있지만,『염(炎)을 잡아야 류마티스(퇴행성) 관절염이 낫는다』는 책에 매료되어 찾아왔다."고 했다.

　'류마-21', '등다래', '바이오폴렌' 세 가지를 드셨는데, 2개월을 드시고 많이 좋아졌다고 했다. 필자의 생각으로는 4~6개월을 더 드시면 완전히 나을 것으로 보였다.

　디스크라는 진단이 나왔어도 바로 수술할 것이 아니라 다른 방법을 시행해 보다가 낫지 않을 때 실시해도 시기를 놓치는 병은 아니다.

　디스크나 퇴행성관절염도 연골에 발생한 염증을 잡아주고, 면역세포를 활성화해주면 대부분의 병은 낫게 된다.

　요통의 90%는 다섯 가지의 요인에 의해 올 수 있다.
　1) 척추(脊椎)의 인대가 약해 척추를 잘 받쳐 주지 못했을 때
　2) 허리 디스크(추간판탈출증(椎間板脫出症))의 변성
　3) 척추 관절의 변성(변형성척추증 등)
　4) 디스크 아래위의 뼈에서 변성이 왔을 때
　5) 만성염증에 허리를 받쳐주는 근육이나 근막(筋膜), 힘줄(腱), 신경이 약해도 발생한다.

2. 통풍(痛風)

　서구에서는 통풍을 '제왕의 병(disease of the king)'이라고 불렀다. 그렇게 불리게 된 이유는 일반 서민들에게는 거의 발병하지 않았고, 기름진 육류 위주의 식생활과 포도주를 즐겨 마시고 운동량이 부족하던 왕족들에게 많이 발병했기 때문이다. 오늘날에는 정백식에다 육식과 음주를 많이 하고, 비만인 사람들에게 잘 발생하고 있다.

　80년대 이후 통풍 환자가 급격히 증가하고 있다. 그 원인은 동물성

식품의 섭취 증가와 식생활이 서구화되면서 발병이 많아졌다.

통풍(통풍성 관절염)은 음식으로 섭취된 퓨린(purine)의 대사과정에서 발생하는 요산이 발병원인이다.

정상 성인의 혈액 내 요산 수치는 4~7mg/dℓ이지만, 8mg/dℓ 이상 초과하면 통풍이 생길 가능성이 높다. 요산 수치가 높아지는 것은 퓨린이 많이 함유된 단백질을 섭취했을 때, 대사과정에서 발생하는 부산물인 요산이 잘 배설되지 않고 혈액 속에 누적되기 때문이다. 혈액은 전신에 영양을 공급하면서 요산도 함께 공급된다. 이때 요산이 앙금과 같이 침착(沈着)되어 관절 부위에 누적되면서 발병하는 것이 통풍이다.

관절에는 관절을 보호하는 연골과 그 연골을 보호하는 활막이 있다. 활막에서는 관절강(關節腔)의 움직임을 유연하게 하고 관절연골을 보호하기 위해서 윤활유와 같은 활액이 분비된다. 그 속에 요산이 들어가 자리를 차지하면 환경적 변화로 인해 결정(結晶)이 생기고, 그것이 결합조직에 쌓이면 활막에 손상을 주면서 염증을 일으킨다. 활막의 염증은 연골로 이어지고, 연골의 손상은 뼈로 이어진다. 뼈의 손상과 함께 결절(結節)이 일어나면 관절의 변형과 불구가 발생하게 된다.

요산의 일부가 관절 아닌 다른 부위에 축적되었을 때는 통증을 별로 느끼지 못한다. 그러나 관절부위만은 다르다. 관절은 항상 움직이므로 그때마다 활액 속에 침착된 요산의 결정 때문에 관절이 부어오르고 열이 나면서 통풍 특유의 통증이 발생한다.

통풍 예방책은 단백질에 함유된 퓨린이 절대적인 요인이기 때문에 퓨린 함량이 높은 생선류나 고기의 내장부위(간, 콩팥, 곱창 등)는 먹지 않고, 평소 하던 과음, 과식을 줄이면서, 요산이 잘 배출되도록 채

퓨린 함량에 따른 식품의 분류

퓨린 함량이 적은 식품 (1~15mg)	곡류(쌀, 보리, 밀가루)와 곡류제품(과자, 식빵, 국수), 달걀, 우유, 치즈, 과일 및 주스류, 단당류(설탕, 꿀), 시금치와 아스파라거스를 제외한 대부분의 채소류
퓨린 함량이 중간 정도인 식품 (50~150mg)	고기류(쇠고기, 돼지고기, 닭고기), 흰살생선(조기, 갈치, 동태), 콩류(강낭콩, 완두콩), 곡류(현미, 통보리 등 도정이 안 된 것), 버섯류(표고, 양송이, 느타리), 시금치, 아스파라거스
퓨린 함량이 많은 식품 (150~800mg)	멸치(멸치조림, 멸치국물), 육류의 내장(간, 콩팥, 곱창, 천엽), 생선알, 등푸른 생선(정어리, 꽁치, 청어, 고등어), 마른오징어, 고기 국물(곰탕, 갈비탕), 효모, 메주

식을 위주로 하면서 식초나 물을 많이 마시는 것이 좋다.

통풍은 어느 날 갑자기 엄지발가락이 아프기 시작하면서 발병되는 것이 전체의 70%를 차지한다. 그 외에 발등, 발목, 복사뼈, 무릎, 어깨, 손가락 관절 등에 주로 온다. 다른 관절염보다 특이한 것은 아픔이 시작되고 몇 시간이 지나면 그 부위가 벌겋게 부어오르면서 통증이 더욱 심해진다는 것이다.

아플 때는 이 아픔이 영원히 지속될 것 같지만, 한 일주일이 지나면 언제 아팠느냐는 듯이 아무렇지 않다가도 얼마 지나면 그 아픔이 다시 되풀이되는 것이 통풍이다.

통풍은 관절에만 이상이 생기는 것이 아니라 요산의 3분의 2가 신장을 통해 배출되기 때문에 신장의 부담이 커진다. 혈액 내 요산 수치가 높으면 혈관의 내벽에도 침착되므로 고혈압이나 협심증, 심근경색 등을 일으킨다.

류마티스 관절염을 고치기 어렵듯이 통풍 역시 쉽지 않다. 그러나 류마티스 관절염보다는 고치기가 쉽다.

체내독소를 없애려면 현미식이 좋고, 현미식과 생채식을 함께 하면 피를 맑게 한다. 여기에다 합성식초가 아닌 양조식초를 하루 1~2회씩 마시고, 프로폴리스와 키토산 제품을 섭취하면 현저하게 좋아진다. 좋아졌다 해서 바로 끊으면 다시 재발할 우려가 있으므로 얼마 동안은 지속적으로 섭취하는 것이 좋다.

서울에 사는 둘째 처남이 통풍으로 고생하고 있어서 '류마-21'과 '바이오폴렌'을 보내 주었다. 2개월 섭취하고 매우 좋아졌다 해서 다시 2개월분을 보내 주었는데 그 후로는 아픈 증세가 없다고 했다.

이후 몇 사람의 통풍환자들에게 같은 제품을 주었는데 4~6개월 사이에 많이 좋아졌다. 그중에서도 심한 사람에게는 독소배출작용이 강한 '제정환'도 함께 주었다.

통풍도 잘 낫지 않는 고질병에 속하지만, 많이 좋아지는 것을 보면서, 류마티스 관절염도 통풍과 같이 빨리 나을 수 있는 병이 되기를 진심으로 바라고 있다. 그 염원도 분명히 이루어질 것으로 여긴다.

류마티스 관절염은 연골의 염증이 완전히 없어져야 낫는 병이지만 통풍은 피만 맑으면 낫는 병이다.

3. 루푸스(Lupus)

70년대만 해도 류마티스가 어떤 병인지 대부분 알지 못했다. 80년대 들어와서 환자가 많아지자, 류마티스 하면 관절염을 생각할 정도로 류마티스에 대한 사회적인 인식도 높아졌다.

루푸스(Lupus)도 마찬가지로 90년대까지는 어떤 병인지 거의 몰랐다. 매스컴에 간간이 소개되긴 하지만, 우리 주위에서 잘 볼 수 없는 병이어서 다소 생소한 병에 속했다. 그런데 몇 년 전 '행복전도사'로 불리던 한 유명인사가 자살을 택한 원인이 루푸스의 극심한 고통 때문이었다는 것이 알려지면서 사람들의 관심이 높아졌다.

루푸스(전신성홍반성낭창: systemic lupus erythematosus, SLE)도 류마티스성 질환의 하나다. 류마티스는 관절이나 근육에 염증을 일으키면서 발병하는 병이지만, 루푸스는 피부 및 관절과 여러 장기에서 다양한 증상이 나타나면서 악화와 호전을 반복하는 병으로서 자신의 면역기능이 약해지면서 온 질환이다. 그렇기 때문에 자신의 면역기능을 높이면서 꾸준히 치료하면 완치가 가능한 질환이다.

원인은 정확하게 밝혀지지 않았지만 유전이나 호르몬, 환경적 요인, 특정 바이러스, 극심한 과로와 스트레스, 특정약물 등에 의해 발생하는 것으로 알려져 있다.

루푸스를 크게 구분하면 피부에 국한되어 흉터를 남기는 원판상 홍반성 루푸스(Discoid lupus erythematosus)와 전신 여러 곳에 병을 일으키는 전신성 루푸스로 구별된다.

전신성 루푸스는 만성적으로 인체의 여러 기관에 염증을 일으킬 수 있는 질환이다. 이것이 관절에 왔을 때는 염증을 동반하기 때문에 붓고 열이 나면서 아프다. 신장(콩팥)에 왔을 때는 얼굴이 붓고, 소변으로 단백이 빠져나오는 등 여러 증상이 나타난다.

류마티스도 만성이 되면 쉽게 낫는 병이 아니다. 루푸스 역시 그러하다. 만성은 류마티스만 고치기 어려운 것이 아니고, 위장병도 만성이라는 글자만 붙으면 잘 낫지 않는다. 그러나 위장병만은 프로폴리스를 몇 개월 섭취하면 쉽게 낫는다.

　몇십 년 고생한 위장병 환자는 도저히 믿을 수 없다고 하겠지만, 필자가 하는 말은 믿지 않더라도 이렇게 글로 쓴 내용은 믿어도 된다. 말은 본의 아니게 과장할 수도 있지만, 활자화하여 책으로 낼 때에는 문장 하나, 단어 하나에도 책임감을 느끼면서 쓰게 되므로 정확한 내용만을 적게 된다.

　이야기가 다소 곁길로 빠졌지만, 만성 루푸스에서 올 수 있는 증세로는 다음과 같은 것이 있다.

1) 식욕 감퇴와 전신권태감, 극심한 피로감
2) 관절통 및 근육통
3) 림프선 비대(겨드랑, 목, 허벅다리 윗부분 등에 멍울이 발생)
4) 두통이 있고, 탈모가 발생한다.
5) 메스꺼움과 구토가 있다.
6) 가벼운 우울증이 온다.
7) 조금만 부딪쳐도 피부에 멍이 잘 든다.
8) 얼굴이 잘 붓는다.
9) 얼굴에 나비 모양의 홍반이 생긴다(다른 부위에 생기기도 함).
10) 가슴 통증이 있고, 열이 나고 온몸이 쑤신다.
11) 손, 발 등의 관절이 쑤시다가 점차 관절이 붓는 증상이 나타난다.
12) 늑막염(肋膜炎)이나 심막염(心膜炎)이 발생하여 숨 쉴 때 가슴이 아프다.
13) 신장에 염증이 생겨서 혈뇨나 단백뇨가 나오기도 한다.

이러한 증세는 다른 병에서도 올 수 있지만, 시일이 지나도 조금도 개선되지 않고, 입안이 헐고, 얼굴에 홍반이 나타나면서 여러 관절까지 아프면 일단 루푸스로 의심할 수 있다. 이것은 자기가 진단하는 방법의 하나다.

　20대의 직장 여성 K 씨가 루푸스를 앓고 있어서 류마티스 관절염에 사용하는 제품인 세포막을 강화시키고 염증을 제거하는 '류마-21' 과 면역력을 높여주는 '바이오폴렌' 을 같이 섭취케 했다. 이것을 섭취한 지 4개월 만에 매일 부신피질호르몬제를 6정까지 복용하던 상태에서 검사에 이상이 없을 정도로 좋아지자 담당의사는 약 처방을 반 정(2.25mg, 정상치에 가까웠을 때 사용량) 정도로 낮추었다. 때에 따라 평생 약을 먹어야 하는 루푸스 환자가 4개월 만에 아주 좋아지자 의사도 좋아하더라고 했다. 그럴 수밖에 없는 것은 만성적인 고질병 환자가 자기가 처방한 것을 먹고 낫게 되면 그 이상의 기쁨이 없다.

　의사들이 기능성 식품을 섭취하는 것에 거부감을 가질 수 있기 때문에 「두리원」 제품을 먹는다는 이야기는 하지 않았다고 했다.

　우리의 식생활을 껍질이 있는 1차 식품으로 바꾸지 않는 한 루푸스와 같은 희귀 난치병도 앞으로는 더 늘어날 수밖에 없다.

4. 섬유조직염(fibromyalgia, 섬유근육통 · 섬유근통증후군)

1) 70년대에는 없던 병

　의학이 발달하면 병은 없어질 것이라 여겼지만, 실상은 더 많아지고 있다. 한 가지 병이 정복되면 거기에서 파생되는 병은 더 많아지고 치유도 그만큼 더 어려워진다.

　필자가 누누이 말해 왔지만, 70년대 이전만 해도 류마티스 관절염은 아주 드문 병이었고, 섬유조직염은 류마티스성 질환 중에서도 희귀한 병이었다. 국내에서 발간된 백과사전을 몇 질(帙) 갖고 있지만, 2000년 이전에 출간된 것에는 섬유종(纖維腫)은 나와 있어도 섬유조직염이나 섬유근통증후군에 대해서는 나와 있지 않았다. 영국의학협회가 저술한 『평생 가정 건강 가이드(Complete Home Medical Guide, 2003년 刊)』에도 아주 간략하게만 소개되어 있고, 류마티스 관절염과 관계되는 책에서도 찾아보기 어려운 병명이었다.

　그러한 병이 지금은 급격히 증가하여 미국에서는 전체 인구의 2~4%정도, 우리나라에서도 전체 인구의 약 2%가량이 이 질환을 앓고 있는 것으로 추정되고 있다. 이제 우리나라도 류마티스 관절염이나 퇴행성관절염 발병의 선진국이 되었고, 섬유조직염도 선진국에 버금갈 정도로 급속히 증가하고 있다.

　경제나 스포츠에서는 1등 국가가 되어도 질병만은 1등 국가가 되어서는 안 된다. 21세기가 다 가기 전 그 나라의 국민 건강에 따라 나라의 경제가 좌우되는 때가 분명히 올 것이다.

　어느 나라 할 것 없이 새로운 병이 많이 발생하는 것은 정백음식문화 때문이다. 1차 식품을 선호하였던 50~60년대에는 없었던 병이다.

90년대부터 청소년들이 피자, 콜라 같은 패스트푸드를 좋아하자 청소년 비만이 급격히 늘고 있고, 40~50대 중년층에서나 발병하는 고지혈증, 고혈압, 당뇨병을 앓는 아이들도 최근에는 크게 증가하고 있다. 이런 음식들이 희귀병 발생의 친절한 안내자 역할을 하고 있는 것이다.

이런 패스트푸드는 남성보다 여성이 더 선호하기 때문에 발병률도 여성들이 더 높다.

여성에게 이러한 질병이 많아진 원인이 생리와도 관계가 있는 것은 이 기간에는 몸에 있는 독소도 많이 배출되지만, 유익한 미네랄의 배출도 그만큼 많아지기 때문이다. 미네랄은 면역력 강화에도 중요한 역할을 한다. 이런 영양소가 생리를 통해 많이 배출되므로 관절염이나 섬유조직염이 남성보다는 여성에게 더 많다. 그리고 여성은 남성보다 꼼꼼하고 섬세하기 때문에 스트레스를 받아도 남성보다 더 받는다. 이런 복합적인 요인들이 여성에게 이런 병을 더 유발시킨다.

60년대만 해도 퇴행성관절염이나 류마티스 관절염은 보건복지부 통계에도 나오지 않던 병이다. 그러한 병이 2000년대 들어와서 매우 증가하여 55세 이상 인구의 80%가 퇴행성관절염 등 관절질환을 앓고 있어서 장년층 10명이 모이면 그중 8명이 관절염 환자인 셈이다. 섬유조직염 환자도 관절질환 환자 5~6명 중에 1명이 있을 정도로 많아졌다.

섬유조직염의 역사도 관절염과 같이 오랜 역사를 가지고 있지만, 이 병이 근육통이나 근염(筋炎)과는 다른 병이라고 밝혀진 것은 그리 오래되지 않는다.

1904년 윌리엄 가워스(William Gowers)에 의해 '섬유조직염(fibrositis)'으로 처음 명명되었지만, 실제로 염증의 증거를 확인할 수 없어서 1976년 필립 헨치(Philip Hench)에 의하여 '섬유근육통(fibromyalgia)'이란 병명이 제시되었다. 이후 1990년 미국류마티스학 회의 진단기준이 만들어지면서부터 섬유근통증후군(fibromyalgia syndrome) 혹은 섬유근육통으로 불리고 있다. 근래에 와서 전 세계적으로 급격히 증가한 질병 가운데 하나이다.

2) 섬유조직염의 특징

섬유조직염으로 진단받기 위해서는 '섬유조직염에 관련된 주요증상' 표에서 증상 1과 2는 반드시 해당되어야 한다.

즉 다른 질병이 없는 상황(다른 질병을 배제한 상태)에서 전신의 근섬유조직의 통증과 특정부위의 압통점이 18군데 중 11군데 이상 존재해야 섬유조직염으로 진단받을 수 있고, 그 이외의 기타증상은 사람에 따라서 나타날 수도 있고 나타나지 않을 수도 있다.

3) 미네랄 부족이 근본원인

섬유조직염의 주요증상들은 우리 몸에 미네랄이 부족하였을 때 오는 증세들이다. 그렇다고 칼슘이나 한두 가지 미네랄을 더 섭취한다해서 나을 수 있는 병은 아니다.

발병 원인은 정확하게 밝혀지지 않았으나 우울증, 만성적인 수면장애, 신경전달물질의 불균형, 자가면역질환 등이 발병 원인으로 꼽히고 있다. 유전적 요인도 확정되지는 않았지만, 어머니가 환자일 경우 자녀 중 28%가 이 질환을 앓는다고 한다.

이 병을 낫게 하는 방법은 세포막을 강화하여 체내에서 유해물질을 만들어 내지 못하게 하는 것이다. 아무리 막강한 군대라도 후방의 보

섬유조직염에 관련된 주요증상

(미국류마티스학회, Wolfe 1990)

	주요증상	환자비율(%)
1	전신에 걸친 통증(3개월 이상 지속)	97.6
2	누르면 아픈 압통점*(18군데 중 11군데 이상)	90.1
3	하루 종일 몸이 피곤	81.4
4	아침에 일어나면 몸이 뻣뻣함(조조강직(早朝强直))	77.0
5	충분한 숙면을 취하지 못함(수면장애)	74.6
6	저리거나 둔한 감각(이상감각)	62.8
7	두통	52.8
8	불안	47.8
9	생리불순이 있었던 경우	40.6
10	안구, 구강건조증(쇼그렌증후군)	35.8
11	우울증	31.5
12	배가 아프거나 설사 등(과민성대장증후군)	29.6
13	소변을 참기 힘든 증상(요절박)	26.3
14	레이노현상(말초혈관 수축, 혈액순환 장애, 손발저림)	16.7
15	기타: 어지럼증, 기억력·집중력 장애, 만성적인 피부발진 및 가려움증 등	

* 압통점

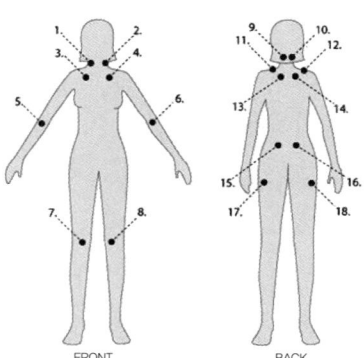

그림. 미국류마티스학회에서 제시한 18군데 압통점

그림에서 표시된 부위를 손가락으로 약 4kg의 힘으로 눌렀을 때 18군데 중 11군데 이상의 부위에서 통증을 호소해야 한다. 또한 압통점이 있는 부위는 광범위하지 않고 한군데에 집중되어야 한다. 광범위한 통증은 적어도 3개월 이상 지속된다.

[자료: 대한류마티스학회, 섬유근통증후군·만성피로증후군 환우회]

급이 끊어지면 결국 패하게 되는 것처럼 고질병 치유에도 이러한 방법이 절대적으로 필요하다.

섬유조직염도 면역력을 키울 때 나을 수 있는 병이다. 이 병도 관절염처럼 세균이나 바이러스에 의해 온 것이 아니어서 항생제나 설파제에도 듣지 않는다. 면역을 강화하는 물질로는 식물의 껍질에 많이 함유된 칼륨, 마그네슘, 아연, 붕소, 셀레늄, 황, 규소 같은 미네랄이다. 이러한 영양물질의 공급 없이는 근본적인 해결은 어렵다.

4) 불면증, 우울증이 잘 온다

소염제나 진통제를 겸해서 사용하면 효과는 분명히 있다. 그러나 근본적으로 낫게 하는 것은 아니다. 1~2년 약을 복용하다가 4~5일만 끊어도 가벼운 통증은 여전히 있다.

섬유조직염의 증상에 따라서 평생 동안 약을 복용해야 한다는 진단이 나오면 정신적 고뇌 때문에 두뇌 에너지의 소모는 급격히 많아진다. 그렇지 않아도 에너지 소모가 많은데 거기에다 두통, 불면증, 우울증 같은 가벼운 증세까지 따라온다. 이것이 심하면 정신질환 치료제까지 겸해서 복용해야 한다.

섬유조직염이나 관절염을 치유하다 보면 우울증, 불면증 같은 증세는 몇 개월이면 낫는다. 영양소가 부족해서 온 병은 그 영양소를 보충해주면 낫는다.

허기진 사람은 배만 채워지면 공복감이 없어지듯이 불면증이나 우울증도 두뇌에 필요로 하는 미네랄만 보충되면 그 증세는 없어진다. 섬유조직염에는 '류마-21'과 면역력을 강화해주는 '바이오폴렌', 거기에다 항균, 항염증작용을 하는 프로폴리스제품을 겸해서 섭취하면 그 효과는 뚜렷하게 나타난다.

섬유조직염은 힘줄, 인대, 근육 같은 섬유조직에 온 병이기 때문에 관절 부위에 온 관절염보다는 효과가 다소 빠르게 나타난다.

이병은 아직 확실한 진단기준이 없어서 혈액, 소변, X선이나 MRI 촬영 등의 검사로도 나오지 않기 때문에, 미국류마티스학회에서 제시한 진단기준을 근거로 환자의 특징적인 증상과 의사의 진찰에 의해 진단이 이뤄진다.

5. 만성피로증후군(慢性疲勞症候群)

특별히 힘든 일을 하지 않았는데도 피곤해서 못 견디겠다는 사람들이 의외로 많다. 이것도 한두 달이 아니고 몇 달간 지속되면 병원을 찾게 된다. 병원에 가서 검사를 해보면 혈압도 정상, 혈당치도 정상, 심전도에도 이상이 없다는 진단이 나오므로 좀 쉬면 없어질 거라고 한다. 실제로 하는 일이 잘되고 기분이 좋으면 좀 쉬면 피로가 없어지기도 한다. 그러나 쉽게 없어지지는 않는다. 심하면 모든 것이 다 귀찮을 정도로 피로가 항상 지속된다.

가벼운 증세라고 해도 봄에 느끼는 춘곤증 정도는 늘 있다. 이것도 특별한 원인 없이 6개월 이상 지속되면 만성피로증후군을 의심해봐야 한다.

미국이 만성피로증후군에 대해서 주목하게 된 것은 1980년 중반부터이다. 이것도 바이러스감염에 의한 면역기능의 이상을 원인으로 보기도 하지만 확실한 것은 아니다.

　미국 질병통제예방센터(CDC)에서 제시한 진단기준에 의하면 특별한 원인 없이 6개월 이상 심한 피로감이 지속되고, 충분한 휴식에도 피로가 회복되지 않으며, 50% 이상의 활동력 상실과 함께 피로를 호소하는 기본 증상을 충족하면서 미열, 인후통, 목이나 겨드랑이의 림프선 통증, 전신적인 근육 약화, 근육통, 지속적 전신피로, 두통, 관절통, 신경정신과적 증상(눈부심, 건망증, 주의력 집중 장애, 우울증 등), 수면장애, 복합적인 주요증상의 지속 등 11가지 신체증상 가운데 8가지 이상이 나타나면 만성피로증후군으로 진단한다. 또 6가지 이상 증상이 보이면서 가벼운 정도의 열(37.6~38.6℃)과 인후염이 나타나도 만성피로증후군으로 볼 수 있다고 한다.

　만성피로증후군을 호르몬과 관계되는 책에서는 호르몬 분비의 이상으로 보고 있고, 산소와 관계되는 책에서는 산소 부족으로 정의를 내린다. 분자교정의학에서는 미량영양소의 부족이라 해서 미량영양소의 대량요법을 권유하고 있다. 비타민과 관계되는 책에서는 비타민 B와 C의 부족으로 여긴다. 미네랄과 관계되는 책에서는 칼슘, 칼륨, 게르마늄, 셀레늄 등을 적극적으로 권유하고 있다. 운동과 관계되는 책에서는 하루에 30분 이상씩 운동을 하면 어느 시점에 가서 낫는다고 하였다.

　필자의 대체의학 지식으로 봤을 때 모두 맞는 말이다. 이 요법들을 적절히 사용하면 효과는 분명히 있다. 그러나 근본적인 해결방법은 아니다.

　우리의 조상들은 호르몬을 몰랐고 비타민이나 미네랄도 몰랐지만, 만성피로증후군 같은 증세는 느껴보지 못했다. 있었다면 비타민 부족으로 봄에 오는 춘곤증 정도였다. 그때는 지금보다 열악한(현대인들이 보기에) 영양소를 섭취했지만, 그러한 증세가 없었던 것은 음식과도 밀접한 관계가 있다. 그때 먹었던 음식들은 세포막을 강화시켜 세포 자체의 유해독소 발생을 낮춰주던 음식물이었다. 그리고 토양이 건강했기 때문에 모든 농산물이 유기농이었다.

그러나 지금 우리가 섭취하고 있는 모든 농산물은 화학비료에 의해 재배된 농산물이고, 70년대 이전보다 식물의 껍질층도 많이 얇아졌다. 그런데도 그것마저 위장에 들어가면 부담이 되고 감칠맛이 떨어진다고 해서 알뜰히 버리고 먹는다. 그렇다 보니 세포 자체에서 막을 수 있는 방어력이 약해졌다. 그것이 원인이 되어 유해산소, 스트레스, 심지어 시기, 질투에서 오는 독소에도 이겨내지 못한다. 그러한 독소가 축적되어서 온 것이 만성피로증후군이다.

기능성 물질 가운데 게나 가재, 새우 껍질에서 추출한 키토산은 산화된 세포를 활성화하고 세포막을 강화해 주는 작용을 한다. 세포막이 강화되면 면역력이 높아져서 질병도 예방된다.

세포막이 강화되어 체내에서 만들어지는 유해물질이 적어지면 몸은 자연히 가벼워진다. 몸이 아주 가벼워진 사람은 몸이 날 것 같이 가뿐하다고 한다. 몸이 가볍다는 것은 체내에 독소가 없을 때 일어나는 현상이다. 이런 사람에게는 암, 당뇨, 관절염도 발생하지 않고 일 년 내내 감기 한 번 걸리지 않는다. 운동선수가 몸이 가벼우면 항상 최고의 기량을 유지할 수 있다. 여기에 영양물질이 더해지면 그 효과는 더욱 확실해진다.

필자는 이러한 원리를 적용하여 키토산을 저분자화하여 흡수율을 높인 키토올리고당을 '류마-21'에 주원료로 첨가하였다. 3~4개월 이후에 만성피로증후군이 없어지는 것은 세포막이 약해지면서 생긴 미세한 피로물질을 키토올리고당의 세포막 강화작용과 항염증작용으로 없애주기 때문이다.

이 원리를 인체에 적용하면 어떤 만성피로증후군도 없앨 수 있다.

6. 류마티스와 유사한 통증질환

○ 류마티스 관절염(rheumatoid arthritis=류마티즘성 관절염, 류머티즘(rheumatism))

류마티스 관절염 또는 류마티스 질환을 총칭한 것이다. 일반적으로 류마티스 관절염(rheumatoid arthritis)이라고 부른다. 손가락, 발가락, 팔꿈치, 무릎 등 여러 관절에 염증이 생겨서 만성화된 질환이다. 관절이 경직되어 붓고 아픈 것으로 시작하여 점차 진행되면 변형과 파괴가 일어나 결국은 기능장애에 이르게 된다.

1954년 세계보건기구(WHO)는 류마티즈 관절염을 '손, 발 등의 운동기관(運動器官)에 오는 질환으로서 통증과 기능장애가 있는 병'이라고 정의하였다.

○ 만성관절염(慢性關節炎)

관절의 통증, 변형, 경직 등을 발생시키는 관절염이 만성화된 질환을 칭하는 용어이다. 때로는 관절 외에 다른 여러 기관에도 오게 되므로 전신성 질환이라고도 한다.

○ 골다공증(骨多孔症, osteoporosis)

　노화현상으로 뼈의 무기질과 단백질이 줄어들어 골조직이 엉성해지는 증상이다. 조직학적으로 보면 스펀지처럼 작은 구멍이 많이 생겨나서 약하고 부러지기 쉬운 상태가 된 것을 말한다. 노화뿐만 아니라 내분비 이상으로도 발생하는 질환이다.

○ 소아류마티스관절염(juvenile rheumatoid arthritis)

　만 15세 이하의 어린이에게 발생하는 류마티스 관절염을 말한다. 이 질환은 어린이 골격성장에 영향을 주기 때문에 변형을 유발하기 쉽다.

　종류로는 4개 이하의 관절에서 증세가 나타나는 소수 관절형, 다섯 관절 이상에 침범하여 발생하는 다수 관절형, 신체 여러 계통에 문제가 발생하는 전신형이 있다.

○ 근육통(筋肉痛, muscle pain)

　과격한 운동이나 일로 근육에 무리가 생겨 발생한다. 근육이 긴장하거나 피로한 상태에서 일어나기 쉽고, 정신적 긴장, 흥분으로도 근육통은 생긴다. 감기, 독감 같은 감염성 질환이나 자가면역질환에서도 근육통은 발생할 수 있다. 증세로는 전신의 근육이 여기저기 쑤시고 아프다.

○ 요통(腰痛, low back pain, backache)

　허리와 엉덩이 부위가 아픈 증상. 요추(腰椎)나 천추(薦椎) 등의 구조적·역학적 이상, 허리 전체에 걸친 신경장애(외과·정형외과적 원인)를 비롯하여 내과질환, 골반질환(산부인과·비뇨기과적 원인)

등에 의하여 일어난다.

○ 류마티스열(rheumatic fever)
　용혈성 연쇄구균에 감염된 뒤에 발병하는 전신성 염증성 질환이다. 합병증으로 인해 소아 후천성 심장질환이 발병하기도 하나 근래에 와서는 그 발생빈도가 아주 낮아지고 있다. 6~15세 소아에게서 발병률이 높다.

○ 변형성관절증(變形性關節症, arthritis deformans)
　몸의 하중을 지탱하는 무릎관절, 고관절 등의 연골이 변형되거나 닳아 없어져 통증을 유발하는 질병으로 중노년(中老年) 이후 많이 일어난다. 관절질환 및 외상으로도 발생하므로 반드시 노화현상에만 국한되는 것은 아니다.

○ 류마티스성 다발성근육통(polymyalgia rheumatica)
　주로 목, 어깨, 팔, 골반, 허벅지 등에 광범위한 근육통과 뻣뻣함을 일으키는 염증성 질환으로 60세 이상의 노인에서 흔히 볼 수 있다. 류마티스라 함은 혈청 류마티스 인자가 양성으로 나타나기 때문이다.

○ 압통(壓痛)
　특정 부위를 눌렀을 때 특히 아픈 증상

○ 자발통(自發痛)
　환부를 누르거나 움직이지 않음에도 저절로 통증이 일어나는 것

○ 건초염(腱鞘炎)
　손목, 발목, 어깨 등에 있는 힘줄을 싸고 있는 막에 생기는 염증성

질환이다. 원인으로는 과로로 인한 건초(腱鞘)의 마찰, 부분적 파열, 류마티스성 질환 등이 있으며, 심할 경우에는 화농성 건초염과 결핵성 건초염도 있을 수 있다.

○ 활액막염(滑液膜炎, synovitis = 건초염, 활막염)

관절을 둘러싼 활막(滑膜)에 염증이 생긴 것을 말한다. 관절의 염증은 이곳부터 먼저 생겨나고, 류마티스 관절염에서는 대표적으로 잘 나타나는 증상이다.

○ 통풍(痛風, gout)

음식으로 섭취되는 퓨린(purine)의 대사이상(代謝異常)으로 체내에 요산 농도가 증가하여 관절이나 다른 장기에 요산나트륨이 침착하면서 발생하는 질환이다. 증상은 열이 나고 붉게 부으며, 염증이 생긴 관절에는 통증이 있다. 중년 이상의 남성에게 발생률이 높다.

○ 교원병(膠原病, collagen disease)

피부, 힘줄, 관절 등의 결합조직인 교원섬유가 변성되거나 괴사(壞死)하는 병을 통틀어 이르는 말이다. 발열, 관절통, 발진, 피하결절(皮下結節) 등이 공통적으로 발견된다. 교원병으로는 류마티스 관절염, 류마티스성 열, 피부근염, 경피증, 다발성 동맥염 등이 있다.

○ 좌골신경통(坐骨神經痛, sciatica)

요추(要椎)의 말단에서 좌우로 퍼져 있는 신경의 일부가 염증을 일으켜서 오는 통증을 말한다. 신경통 중에서 가장 빈도가 높다. 그 원인은 매우 다양하나 주로 신경염, 골반 내 장애, 요추(腰椎) 카리에스, 추간판 헤르니아 등에 의해서 생긴다.

관절통(關節痛) 유발 질환의 증상 및 소견

	질 환	증상 및 의학적 소견	검사소견
류마티스성 질환	만성 류마티스 관절염	30~50대 여성, 조조강직, 관절통증 및 종창	RF 양성, X선상의 골위축, 관절간격의 협소, 골 파괴, 관절액 검사, 항 CCP 항체 검사 등
	강직성척추염	20~40대 청·장년층, 척추의 관절·인대가 굳어짐, 염증성 허리통증	RF·ANA 음성, X선상 천장관절염 진단, 유전자검사(HLA-B27) 양성, Bamboo spine
	건선 관절염	손발가락 관절의 변형, 종창, 부종, 손톱 변화	RF 음성, X선상 손가락관절의 파괴·변형
	전신성홍반성낭창 (SLE, 루푸스)	뺨에 나비모양 홍반, 원판상발진, 광과민성, 구강궤양, 관절염 등	임상적 평가, 자기항체검사, ANA 양성, 혈액검사상 ESR·CRP 수치증가
	전신성 경화증 (공피증 또는 경피증)	레이노 현상, 관절통, 말단경화증, 모세혈관확장증, 식도 운동이상, 피부하 석회증, 폐섬유증 등	mRSS 검사, 폐확산능검사, 임상적 평가, ESR·CRP 수치증가
	다발성근염 및 피부근염	사지 근력 저하, 발진, 삼킴곤란, 호흡곤란, 보라색 눈꺼풀 발진(피부근염), 손등 부위 홍반(피부근염)	근육효소수치 증가, 근전도 이상징후, 근육조직검사상 이상징후
	결절성 다발동맥염 (결절성동맥주위염)	전신관절통, 근육통, 피하결절 및 촉진성 자반, 단백뇨, 혈뇨, 심근염, 부정맥, 심근경색 등	혈액검사(B·C형 간염바이러스), 조직검사, 혈관조영 검사
	류마티스성 열	발작성 고열, 다발성 관절염, 심장염, 무도병, 복통, 피하결절, 유연성 홍반 등	ESR 항진, C-반응 단백 양성, PR 간격 연장, A군 연쇄상구균 감염 양성
	변형성 관절증	관절통, 관절변형	X선상 골극증, ESR 항진
종양	전이암(轉移癌), 다발성골수종	[다발성골수종] 뼈의 통증, 골절, 고칼슘혈증(식욕감퇴, 구토, 갈증, 빈뇨, 근육쇠약 등), 부종, 빈혈, 감염 등	혈청·소변검사 시 M단백의 존재, 골수검사 시 형질세포의 증가 등
대사·내분비이상	베체트병 (Behcet's disease)	구강궤양, 음부궤양, 피부증상, 폐설지 반응, 안구증상, 관절염, 위장궤양, 중추신경계 질환 등	임상적 평가, 유전자검사(HLA-B51) 양성, 폐설지 검사 양성
	통풍(gout)	관절통, 통풍발작, 콩팥돌증(신석증), 통풍결절	관절액 검사-요산염 결정 관찰, 혈청 요산농도 증가
기타	섬유조직염(섬유근육통)	전신통증, 경직, 피로감, 우울증, 수면장애 등	임상적 평가-전신통증(11 군데 이상 압통), 염증수치·근효소수치·갑상선수치 이상

10 만병을 유발하는 활성산소

1. 만병을 유발하는 활성산소

인간은 산소가 없으면 단 몇 분도 살 수 없다. 사람의 호흡과 모든 동식물의 생활에 없어서는 안 되는 기체이다. 산소가 있어야 우리가 섭취한 음식물을 에너지로 만들어 낸다.

자동차 엔진이 가동되면 차종에 따라 배출량의 차이는 있지만, 모든 차에서 배기가스가 나온다. 사람도 호흡과정에서 들이마신 산소가 대사과정에서 2~3% 정도는 유해산소로 바뀌는데 이것이 활성산소(活性酸素, oxygen free radical)이다.

활성산소의 발생은 자동차의 연소과정과 유사하다. 휘발유가 엔진에 들어가서 연소될 때는 산소가 있어야 압축·점화가 이루어진다. 이때 엔진에서 연료가 불완전연소하게 되면 산소찌꺼기라고 할 수 있는 배기가스(일산화탄소, 탄화수소 등)가 생긴다. 이와 같이 우리 몸에서 발생하는 찌꺼기가 유해산소이다.

휘발유가 산소와 결합해 100% 에너지(완전연소)가 되면 일산화탄소와 같은 유해물질은 발생하지 않는다. 산소는 휘발유의 완전연소를 도와 오염물질의 배출량을 줄이는 효과가 있다. 휘발유도 더욱 정제한 고급휘발유를 사용하면 불순물이 많은 저급휘발유를 사용했을 때보다 엔진 피스톤 폭발 시에 찌꺼기가 남지 않아 엔진이 보호되고 출력과 연비가 향상된다.

활성산소도 적당한 수치를 유지하였을 때는 여기에서 발생하는 과산화수소가 도리어 세균이나 바이러스의 활성을 막아주는 역할까지 하지만, 적당한 수치를 넘어 너무 많이 발생하면 정상세포까지 무차별 공격하여 세포를 손상시켜 각종 질병(동맥경화, 암 등)과 노화의 주범이 된다.

이 때문에 우리 몸에서 발생하는 유해산소를 최대한 줄이는 방법을 모색해야 한다.

저녁에 배부르게 고기를 먹고 나면 아침에 몸이 무겁다. 이것은 체액이 산성화되면서 몸에 유해산소가 많아졌기 때문이다. 대신 저녁에 채소를 많이 먹고 자면 아침에 몸이 한결 가벼운 것은 채소에 많이 들어 있는 칼륨과 마그네슘이 체액이 산성화되는 것을 막아주고, 비타민C와 베타카로틴, 플라보노이드 성분들이 항산화작용을 하기 때문이다.

많은 시간 자고도 일어나면 피곤하다는 사람이 있는가 하면 4~5시간 자도 충분하다는 사람도 있다. 짧게 자도 몸이 가뿐한 사람은 운동이나 소식(小食) 등으로 체내 활성산소를 최대한 줄였기 때문이다.

2. 활성산소를 제거하는 항산화식품

활성산소로 인한 산화를 방어하는 항산화물질로는 비타민A(베타카로틴), C, E 등의 항산화 비타민과 플라보노이드, 카테킨(catechins), 타닌(tannin), 클로로겐산(chlorogenic acid) 등의 폴리페놀류, 그리고 글루타티온(glutathione), 셀레늄 등이 있다. 그러나 이 단락에서는 일상생활에서 즐겨 먹는 식품을 중심으로 그 식품의 항산화 기능을 살펴보고자 한다.

1) 유기농산물

우리가 먹는 먹거리 가운데 화학비료만으로 재배한 농산물보다 유기농으로 재배한 농산물이 우리 몸에 좋다는 것은 다 아는 사실이다. 여기에는 유기질퇴비에서 얻은 다양한 성분들이 체내에서 활성산소를 덜 만들어 내기 때문이다. 이것은 마치 고급휘발유가 이산화탄소를 덜 배출하는 원리와 같다. 유기농산물은 키울 때 몸에 유해한 물질(제초제, 화학비료)을 사용하지 않았기 때문에 안심하고 먹을 수 있고, 영양소 함량도 높다.

2) 일조량을 많이 받은 채소와 과일

풍부한 일조량 속에서 재배된 과일은 햇빛을 많이 받았기 때문에 색깔도 좋고 껍질도 매끄럽고 당도도 높다. 그렇지 못한 과일은 껍질이 거칠고 당도도 낮아 맛이 없다. 햇빛을 많이 받아 당도가 높은 과일들이 활성산소를 줄여주고 억제하여 우리 몸을 좋게 하는 과일이다.

채소나 과일도 하우스 안에서 키운 것보다 노지(露地)에서 자란 것이 더 좋은 것은 햇빛과 비바람에 견디는 사이에 유효성분들을 더 갖게 되었기 때문이다. 과일의 대표적인 생리활성물질(phytochemical)인 리코펜(lycopene)의 경우 비닐하우스에서 재배한 것보다 햇빛을 받고 자란 것에 더 많이 함유되어 있다. 또 껍질이 속살보다 햇빛을 더 받으므로 각종 영양성분의 함량도 더 높다.

곡식도 장마 속에서 생산한 것보다 가뭄 속에서 일조량을 많이 받은 곡식들이 활성산소에 강하다. 묵은 곡식은 찰기가 없고 맛도 없다고 한다. 그러나 쨍쨍한 가뭄 속에서 생산한 쌀이라면 1년 묵은 것이라 하더라도 일조량이 적을 때 생산한 쌀보다 영양성분이 더 낫지 않을까 하는 것이 필자의 생각이다. 이에 대한 과학적인 평가는 식품영양학자들이 연구해야 할 과제이다.

3) 발효식품의 항산화기능

우리 조상들의 지혜의 산물이라고 할 수 있는 된장, 김치, 식혜, 젓갈은 모두 발효식품들이다. 우리나라 100세 이상 장수자들의 식생활을 조사했을 때 90% 이상이 하루 한 끼 이상 된장국을 먹는 것으로 나타났다. 근래에 와서는 청국장을 즐겨 먹는 사람들이 많아졌고, 수시로 먹기 위해 가루나 환으로 만들어서 먹기도 한다.

콩에 많이 들어 있는 이소플라본(isoflavone)의 한 종류인 제니스틴(genistin), 다이드진(daidzin), 글리시틴(glycitin) 등은 당과 결합되어 있어 흡수율이 떨어지지만, 청국장으로 발효되면 그 속에 들어 있는 당을 제거하는 효소에 의해 제니스테인(genistein), 다이드제인(daidzein), 글리시테인(glycitein)으로 각각 바뀌면서 흡수율이 높아진다. 이 세 가지 성분은 항산화 및 항암물질로 알려져 있고, 에스트로겐의 활성 및 동맥경화, 골다공증 예방에도 효과가 있다.

콩을 발효시킨 청국장은 원재료인 콩에 비해 항산화도가 두 배 가까이 증가하는 것으로 발표되었다. 따라서 콩을 그대로 먹는 것보다는 청국장으로 해서 먹는 것이 더 많은 항산화물질을 섭취한다고 볼 수 있다.

또 청국장에 존재하는 피틴산(phytic acid)은 체내의 과다한 철분과 결합하여 잉여 철분에 의한 활성산소 생성을 억제하는 역할을 한다.

완전 채식주의자들에게서 간혹 비타민B_{12} 부족으로 인한 악성빈혈과 신경장애가 나타날 수 있지만, 이것은 발효식품으로 쉽게 예방할 수 있다. 콩, 배추엔 비타민B_{12}가 없지만 이것을 발효시킨 된장, 청국장, 고추장, 김치엔 비타민B_{12}가 풍부하다. 발효과정에서 생긴 미생물이 비타민B_{12}와 비타민K를 만든 것이다.

발효식품은 장 기능에도 좋을 뿐만 아니라 다이어트식품으로도 좋고, 난치병에 속하는 피부 건선에도 좋은 것으로 알려져 있다. 게다가 활성산소를 억제하는 작용도 하다 보니 세계적인 장수 식품으로 호평받는 것도 이 때문이다.

4) 최고의 항산화식품은 껍질

필자는 2002년에 『껍질을 알면 건강을 얻는다』라는 책을 출간했다. 껍질음식은 한마디로 말해서 항산화식품으로는 최고의 식품이다. 그 속에 들어 있는 미네랄, 비타민, 효소 등이 모두 항산화작용을 하므로 체내 독소를 덜 만들어낼 뿐 아니라 세포막을 강화시켜 모든 병을 이기게 한다.

백미보다 현미가 좋은 것이 이 때문이고, 비타민과 칼슘제를 세계에서 가장 많이 섭취하고 있는 미국이 세계에서 관절염 환자 또한 제일 많은 것도 밀의 껍질, 씨눈을 모두 버리고 백옥 같은 흰밀가루만 먹기 때문이다.

대부분의 곡류는 껍질 속에 영양분이 많이 함유되어 있기 때문에 껍질을 벗겨 낸 곡류는 영양가가 거의 없는 것이나 다름없다. 그래서 잘 도정된 백미는 벌레들도 잘 먹지 않는데 사람들은 이것을 너무 좋아하고 있다.

과일도 대부분 색이 진한 껍질 부분에 생리활성물질이 집중되어 있다. 항산화성분인 폴리페놀(polyphenol)은 과일의 껍질과 씨에 많이 들어 있다. 콜레스테롤을 낮춰 주는 역할을 하는 레스베라트롤(resveratrol) 성분 같은 경우 포도의 속살에는 전혀 없고, 껍질과 씨에 많이 함유되어 있다. 그러나 우리는 영양의 보고(寶庫)인 껍질을 알뜰히 버리고 있다.

하나님은 인간에게 보암직하고 먹음직한 속살만 먹도록 한 것이 아니고, 햇빛을 많이 받은 껍질까지 먹도록 했다. 그러나 이것을 외면하기 때문에 관절염뿐만 아니라 다양한 질병이 점점 더 많이 발생하고 있다.

포도 부위별 항산화성분 함량

(머루포도와 캠벨종 포도 100g당)

	껍질	씨	속살
레스베라트롤	2~3mg	1.6~4mg	불검출
폴리페놀	203~239mg	720~1439mg	17~20mg
항산화 활성도	18~21%	90% 이상	5% 미만

[자료: 경북 보건환경연구원]

요나가 니느웨성을 향해 외쳤듯이 지금도 그때와 같이 외치는 자들이 있지만, 모두가 그 소리를 외면하고 있고, 일부 지식층에서는 그 소리를 듣지 않으려고 일부러 귀를 막고 있다.

껍질에 들어 있는 성분과 유효작용

구 분	성 분	유효작용
포도껍질 및 씨	레스베라트롤(resveratrol)	항암, 항염증, 항동맥경화, 항당뇨 등
	OPC(Oligomeric Proanthocyanidine Complexes)	암과 세포노화 등을 방지하는 강력한 항산화제, 혈관기능 향상, 면역증진효과, 알레르기 및 염증 감소효과
현미 및 쌀겨	헤미셀룰로오스(hemicellulose)	콜레스테롤 상승 억제, 변비 예방
	피틴산(phytic acid)	항산화 · 항암작용 등
	비타민E(tocopherol)	항산화작용
	가바(GABA, 감마 아미노낙산)	고혈압 개선, 신장 · 간 기능 활성화
사과껍질	안토시아닌(anthocyanin)	콜레스테롤 저하, 시력개선, 혈관보호, 동맥경화 예방
	플라보노이드(flavonoid)	항암 및 노화방지
	트리테르페노이드(triterpenoids)	항암, 만성질환 예방효과
	펙틴(pectin, 수용성 식이섬유)	동맥경화 · 고혈압 · 비만 예방, 중금속 배출
	퀘르세틴(quercetin)	항암작용 및 해독작용, 비타민C의 항산화작용 강화
밤껍질	프로안토시아닌(proanthocyanin)	혈당치 억제작용
대두껍질	헤미셀룰로오스	콜레스테롤 상승 억제, 변비 예방
귤껍질	살베스트롤(salvestrols)	암세포 파괴
	헤스페리딘(hesperidin, 비타민P)	모세혈관 강화, 항산화 · 항암 · 항염증작용, 콜레스테롤 저하
배껍질 / 감껍질	폴리페놀(polyphenol)	항산화(활성산소억제) · 항암작용
고구마껍질/ 당근껍질	베타카로틴(β-carotin)	항암작용, 동맥경화 예방, 혈당조절
검은콩껍질	글리시테인(glycitein)	항암작용
	안토시아닌	콜레스테롤 저하, 시력개선, 혈관보호, 동맥경화 예방

* OPC(올리고메릭 프로안토시아니딘): 폴리페놀의 일종

3. 활성산소가 가장 나쁘게 하는 것은 세포막

산소가 강한 쇠도 부식시키듯이 배기가스라고도 할 수 있는 활성산소가 우리 몸의 세포막을 약화시키고 있다. 세포막은 우리 몸에 들어오는 유해물질이라는 적을 막아주는 보루(堡壘)나 요새 역할을 한다. 이것이 무너진다는 것은 최전방이 무너지는 것과 같다.

6·25전쟁 때 수도 서울이 3일 만에 적에게 함락된 것은 전방이 무방비상태에 있다가 총 한 번 제대로 쏴 보지 못하고 무너졌기 때문이다. 우리의 세포막이 약해져서 무너질 때 류마티스 관절염뿐만 아니라 암, 파킨슨병, 치매, 심혈관 및 신경계질환 등 다양한 병이 발생하게 된다. 세포막 강화는 모든 병을 막는 지름길이다.

4. 과식이 활성산소 유발

담배가 백해무익 하듯이 아무리 영양가가 높은 음식도 과식하면 백해무익하다. 그것은 많은 양의 음식물을 소화시키기 위해서 평소보다 훨씬 큰 에너지가 필요하고, 이로 인해 많은 양의 산소가 필요하기 때문에 활성산소 발생량도 증가한다. 더구나 섭취한 모든 영양소가 에너지화되지 못하면 불완전대사 과정에서 많은 활성산소가 발생한다.

오늘날 성인병이 많아진 것은 회식이나 술자리가 많은 것도 한 원인이다. 회식 때는 색다른 음식들이 많다 보니 본의 아니게 과식을 하게 된다. 이것이 성인병을 유발하는 주범 중의 하나이므로 건강하게 살려면 회식을 최대한 줄여야 한다.

그러나 이런 모임들도 대인관계를 위한 것이므로 줄이는 것은 어려운 일이다. 그렇다면 값비싼 고기를 많이 먹는 것이 본전을 뽑는다는 생각은 아예 버리고 저칼로리의 채소나 해조류를 많이 먹고, 밥이나 육류는 될 수 있는 한 적게 먹어야 한다. 하루 2,400kcal 섭취보다는 1,500kcal 섭취가 도리어 몸을 가볍게 한다. 몸이 가볍다는 것은 체내에 활성산소가 적다는 뜻이다.

과식 이외에 활성산소를 증가시키는 주범으로는 과도한 운동, 스트레스, 인스턴트식품 섭취, 흡연, 음주 등을 꼽을 수 있다.

5. 활성산소

1954년에 미국의 거쉬만(R. Gershman) 박사와 길버트(Daniel L. Gilbert) 박사가 산소의 변종인 활성산소가 인체의 건강에 위험을 준다는 이론을 제시하며 유해성을 주장한 이후 활성산소와 항산화제에 대한 연구가 시작되었다. 이후 1969년 미국의 저명한 생화학자인 프리도비치(Irwin Fridovich) 박사와 그의 제자인 맥코드(Joe M. Mc-Cord) 박사가 활성산소가 동식물체에서 증가하면 각 세포핵에서 활성산소를 제거하는 효소인 SOD(superoxide dismutase)가 생성된다는 사실을 발견했다. 이것이 계기가 되어 생체내의 활성산소의 발생과 항산화물질에 대한 연구가 본격적으로 진행되었다.

현대인의 만성질환 중 90% 정도가 활성산소와 관련이 있는 것으로 알려져 있다. 그중에 대표적인 질환이 암, 동맥경화, 당뇨병, 뇌졸중, 심근경색, 아토피 등이다. 암으로 인한 사망자가 전체 사망자의 4분의 1을 차지할 정도로 많아진 것도 활성산소와 깊은 연관이 있기 때문이다.

근래에 와서 인간의 수명이 활성산소에 의해서도 크게 좌우된다는 사실이 밝혀지면서, 노화의 원인설로 가장 강력하게 대두되고 있는 것 가운데 하나가 '활성산소이론'이다.

11 대체의학과 기능성 물질

1. 미국에서 주목받는 대체의학

국어사전에서는 대체(代替)의 뜻이 "다른 것으로 대신함"으로 나와 있다.

쌀을 대신하는 콩, 옥수수, 감자 등의 새로운 식량을 말하는 '대체식량(代替食糧)'은 다소 친숙한 용어지만, '대체의학(代替醫學)' 하면 아직도 많은 사람에게는 생소한 용어다.

대체의학은 다양한 범위의 치료철학, 접근방식, 치료방법을 포괄하는 치료행위로, 정통의학이나 제도권 의학을 보완하거나 대체하는 것을 의미한다. 우리 주위에서 흔히 접할 수 있는 건강식품이나 단식, 부항, 벌침, 추나요법 등의 민간요법이 모두 대체의학에 속한다. 현재 우리나라에서는 서양의학과 한의학 외의 다른 의술을 대체의학으로 간주하고 있다.

미국에서 대체의학 붐이 일고 있다는 글을 접했을 때 우리나라 종합병원에서 고치기 어려운 만성질환자들이 병을 고치려고 미국이나 유럽의 이름난 대체의학자를 찾아갈 날도 멀지 않을 것이라는 생각도 든다.

앞으로는 최첨단 의료시설의 혜택을 받기 위해 미국으로 가는 것이 아니라, 침술이나 뜸, 특수물질로 치료하는 대체의학 의사를 찾아간다는 것이다.

대체의학의 발전은 미국이나 유럽에 있는 의과대학의 교과과정에 잘 반영되어 있다. 유럽 국가들의 의과대학에서 대체의학을 가르치는 비율을 보면 표본조사대상 141개 대학 중 응답한 107개교의 43%가 비정통적 의학을 가르치고 있었다(Barberis, 2001). 하버드 의과대학의 미리엄 베첼(Miriam Wetzel) 박사팀이 1997~1998년 사이에 미국 125개 의과대학 중 118개 대학을 대상으로 조사한 결과 3분의 2에 해당하는 의과대학이 대체의학을 교육하는 것으로 나타났다.

미국 백악관 보완대체의학 정책위원회(WHCCAM)가 2000~2001년 사이 조사한 보고서에 의하면 미국의 의과대학 중 91개교가 보완대체의학을 필수과목으로 가르치고, 64개교가 선택과목으로, 32개교가 선택과목의 일부로 다루고 있었다(WHCCAM, 2002).

현대의학의 최첨단을 걷는 미국에서 대체의학이 활성화되는 이유는, 질병의 치료와 예방에 있어서 대체의학의 탁월한 효과가 과학적으로 검증되면서 서양의학으로는 해결되지 않는 의학의 한계성을 돌파하는 하나의 방편으로 받아들여졌고, 환자나 일반인들은 기존 병원에서 하는 주사나 화학적 약물이 모든 것을 해결할 수 없다는 사실을 늦게나마 깨닫고 자연적인 치료법에 관심을 가지게 되면서이다.

미 국립대체의학센터(NCCAM)의 보고에 따르면 미국의 대체의학

시장규모는 340억 달러(36조 원)에 이르고 있고, 국민의 40%가 이용하고 있는 것으로 나타났다(2007년). 민간의료보험회사들도 예전에는 과학적 근거도 없이 너무 많은 치료비가 지출되는 것으로 생각하여 대체의학치료비를 의료보험에 첨가하는 것을 거부해왔으나 지금은 67% 정도가 치료비를 지급하고 있다고 한다.

우리나라에서는 1997년 '한국대체의학회(KACAM)'가 결성되어 활동하고 있지만, 의사들 중심으로 연구가 이뤄지고 있어서 대중적으로는 그렇게 알려지지 않았다. 이후 2004년에는 '대한보완통합의학회'가 창립되어 대체의학에 대한 과학적 검증과 체계적인 연구를 위해 활동하고 있다.

지금은 국내에서도 대체의학을 학문적으로 가르치는 대학이나 대학원도 많이 생겨서, 41개 의과대학 중 30개 대학에서 대체의학을 교육하고 있다. 그중에서도 차의과학대학교(구, 포천중문의대) 통합의학대학원의 경우는 의사, 치과의사, 한의사를 대상으로 전공분야 이외의 다양한 대체의학을 연구함으로써 대체의학 전문 인력을 양성하고 있다. 그 외 많은 대학 및 대학원에서도 대체의학과 관련한 다양한 교과과정을 개설하고 있다.

그러나 아직 대다수 의사들은 치료기간에는 로얄젤리나 화분까지도 섭취하는 것을 금하고 있다. 이것은 평생 먹어도 해가 없는 완전식품인데도 먹지 못하게 하는 것은 식품과 관계되는 면역요법에 대한 연구가 부족하기 때문이다. 만성질환자에게는 봉산물이나 1차 식품 섭취를 병행하면 면역력 강화로 치료기간이 한결 단축될 뿐 아니라 때로는 치료적인 역할까지 한다.

류마티스 전문의가 벌침이 류마티스 관절염에 효과가 없다는 글을 일간지에 기고한 것을 본 적이 있다. 우리나라도 대체의학에 대한 의학적인 검증이나 연구가 활성화된다면 그렇게 경솔하게 말하는 의사는 없게 될 것이다.

2. 분자교정의학(分子矯正醫學)

'분자교정의학(分子矯正醫學)'이라고 하는 단어는 일반인에게는 아주 생소한 말이다. 분자교정의학을 영어로는 'Orthomolecular medicine'이라고 한다. 'ortho'는 '교정, 올바른'의 뜻이 있고, 'molecular'는 '분자'라는 뜻이다. 즉 인체 내의 모든 분자상태를 정상화하여 본래의 기능을 회복함으로써 면역력을 높이는 방법이다.

우리 몸을 구성하고 있는 미네랄만도 수십 종이 되고 이것에 보조적인 역할을 하는 비타민도 수십 종에 이른다. 이 가운데 어느 한 가지만 부족해도 질병이 유발된다는 것이 분자교정의학의 학설이다.

분자교정의학은 정신질환 치료에 먼저 적용되었지만, 지금은 여러 질환에 적용하는 의사들과 약사도 많아졌다. 우리나라에 분자교정의학이 보급된 것은 자연의학을 선호하는 의사들과 자연의학연구가들에 의해서였다. 초창기 자연의학연구가들은 부정수소(不定愁訴: 본인은 병적 증상이 있어서 괴로움을 느껴도 검사상으로는 아무 이상이 없는 것)를 호소하는 사람들에게 식품공전에 허용된 자연물질과 그들만의 특별한 노하우로 많은 도움을 주기도 했다.

현대의학이 아무리 발달해도 인간 각자에게 부족한 극소량의 모든 영양소를 다 찾아낸다는 것은 어려운 일이다. 인간은 몇 가지의 영양소로 결합된 집합체가 아니기 때문이다.

인체구성의 약 3.5%를 차지하고 있는 미네랄 가운데 칼슘, 인, 칼륨, 나트륨, 유황, 염소, 마그네슘 등이 60~80%를 차지하고 있다. 인체 내에 아주 적게 존재하는 미량영양소로는 셀레늄, 망간, 요오드, 구리, 아연, 크롬, 몰리브덴, 붕소, 철, 코발트 등이 있다.

A라는 미네랄과 B라는 미네랄이 부족하였을 때 A와 B의 부족에서 오는 질병(C, D)뿐만 아니라 새로운 E라는 병도 발병할 수 있다는 것이 필자의 견해이다. 어떻게 하면 그 부족한 영양소를 부작용 없이 채울 수 있을까 하는 것이 현대의학의 과제이기도 하다.

인간이 영양소를 얻을 수 있는 곳은 크게 육지와 바다로 구분할 수 있다. 육지에서 생산되는 식물 중에서 생명의 핵이 되는 물질이 식물의 생식세포이다. 쌀에서는 쌀눈(胚芽,배아), 식물 전체에서는 꽃술에 붙어 있는 꽃가루가 생식세포이다. 수술의 꽃가루가 암술의 꽃가루와 결합하면 하나의 생명체로 태어난다. 여기에는 인체가 필요로 하는 모든 영양소를 다 갖고 있기 때문에 완전식품(perfect food)이다.

화분(bee pollen)이라고 해서 모두 동일한 성분을 갖고 있는 것은 아니다. 이 화분에 없는 성분이 다른 화분에 있을 수 있기 때문에 다섯 종류 이상 혼합할 때 더 좋은 효능을 얻을 수 있다. 필자가 이러한 견해를 갖고 화분을 취급한 것이 50년이 넘었고, 직접 화분제품을 제조한 지도 30여 년이 넘는다.

잘 낫지 않는 전립선염도 화분을 4~6개월 섭취하면 70%가 낫게 되고, 악성빈혈이나 두통도 4개월이면 거의 낫는다. 어린이 경부림프선염은 6개월, 야뇨증은 4개월이면 좋아지고, 어린이 허약체질에는 특효이다. 감기에 잘 걸리는 사람도 3개월만 섭취하면 감기를 잘하지 않는 체질이 된다. 술 한 잔에 취하던 사람도 몇 개월만 섭취하면 여간해선 취하지 않는다. 이것은 부족한 영양소를 체내에 채워줌으로써 면역력이 강화되면서 오는 결과이다.

무슨 병이든 만성이라고 붙은 병은 면역력을 강화하지 않고서는 고칠 수가 없다. 이런 병은 몇 가지 영양소로써 해결되지 않는다. 이름 난 한의원에는 그 한의원만의 독특한 처방법이 있듯이 필자의 처방 비법은 화분이다. 필자는 1급이라고 여기는 화분 몇 가지를 혼합하여 사용하고 있지만, 약성이 있는 화분은 2급이나 3급이라 하더라도 배합에 따라 1급이 되기도 한다.

프로폴리스를 주원료로 한 '프로-킹'에도 프로폴리스의 양만큼 화분이 들어가고, 다른 제품에도 화분이 부원료로 많이 첨가되고 있다. 프로폴리스나 키토올리고당은 적은 양을 넣어도 충분한 기능성이 나타나지만, 화분을 첨가함으로써 효과가 훨씬 더 증대된다.

잘 낫지 않는 암이나 류마티스 관절염에는 면역력을 강화하는 것이 무엇보다도 중요하다. 잘 낫지 않는 병일수록 면역력 강화가 더 필요하다. 작물이 잘 되지 않는 박토(환자)일수록 유기질 퇴비를 더 넣어 줄 때 옥토(건강체)가 되듯이 잘 낫지 않는 병일수록 다양한 미량영양소를 더 많이 요구하게 된다.

분자교정의학 학설을 일찍이 국내에 소개한(1981년) 분은 전 부산 의료원 원장 양달선(楊達先) 박사이고, 분자교정의학 보급에 힘쓴 분은 분자교정영양학회 원태진(元泰珍) 회장이다. 이분들에게 늦게나마 이 책을 통해 감사를 드린다.

3. 화분(Bee Pollen)

대구에 사는 한 여성으로부터 상담전화를 받았다. 류마티스 관절염을 앓은 지가 6년이 되었고, 류마티스 관절염에는 특별한 치료제가 없다 해서 한의원 한 곳을 정해 놓고 거기에서 한약을 3년간 먹었는데 지금은 많이 좋아진 상태라고 했다.

한 곳에서 3년간 약을 먹었다면 그 사람의 성의도 대단하다는 생각이 들었다. 화분(다섯 종류 정도 혼합된 것) 한 가지만 먹었어도 그 이상 좋아지지 않았을까 하는 생각이 들었다.

류마티스 관절염을 고치려면 염증(炎症)을 잡아야 한다. 화분에는 강력한 살균력은 없어도 면역강화에서 오는 살균력은 있다. '있다, 없다' 하니 혼동되겠지만 '없다' 는 것은 일반 항생제와 같이 직접적인 살균력이 없다는 것이고, '있다' 는 것은 체내 면역을 키워주면 거기에서 오는 간접적인 살균력은 있다는 뜻이다.

그 대표적인 예가 전립선염이다. 전립선염은 대부분 요도염을 거쳐서 발병하게 된다. 요도염일 때는 항생제를 사용하면 잘 낫는다. 그러나 전립선염이 되었을 때는 항생제를 투여해도 잘 낫지 않는다. 그 이유는 전립선에는 혈관이 없고 단단한 막으로 형성되어 있어서 항생제를 투여해도 침투가 잘 되지 않으므로 치료가 어렵다. 그러나 1960년 스웨덴 웁살라(Upsala)의대의 아스크-웁마르크(Erik Ask-Upmark) 박사는 화분이 전립선염에 대단한 치료효과를 나타낸다는 연구결과를 발표한 바 있고, 비뇨기 전문의인 레안더(Gosta Leander) 박사는 93명의 전립선 환자 중 43명에게는 위약(僞藥)을 주고, 나머지 50명에게는 화분을 섭취케 하는 실험을 하여 92%가 호전되는 결과를 확인하였다. 이 실험으로 화분이 전립선 비대와 전립선염에 큰 효과가 있음을 밝혔다.

필자의 오랜 경험(40년)에 의하면 소염, 이뇨작용이 강한 몇 종류의 화분을 혼합해서 섭취하였을 때 70%의 완치 효과가 있었다. 그러나 유치원생이나 초등학생 같은 어린이에게 나타나는 경부림프선염은 6개월만 먹이면 95%가 낫는다. 경부림프선염 치료제는 결핵치료제와 같아서 몇 개월만 복용해도 어린이의 얼굴에는 혈색이 없어지고 식욕을 잃게 된다.

경부림프선염은 생명과는 관계가 없지만, 아무리 먹어도 살이 찌지 않고 얼굴에는 혈색이 없다. 감기를 항상 달고 살게 되고, 가정에는 약 봉투가 떠나지 않을 정도로 병원 출입이 잦다. 이 병에 대해서 잘 아는 것은 우리 집 큰아들이 이 병을 앓으면서 어린이가 걸릴 수 있는 병은 다 하다시피 했기 때문이다. 백일해를 비롯한 폐렴, 투베르쿨린 반응 부작용 등 병이란 병은 다 하다 보니 이웃 사람들이 "저 아이가 살아도 사람에 치여서 살 수 있겠나?"라는 말까지 했다.

큰아들은 생후 40일부터 병치레를 시작했기 때문에 네 살 이전에 찍은 사진이 없다. 그런 아이가 화분을 6개월 먹고 귀밑에 볼록하게 튀어나온 림프선이 신기하게도 없어졌다. 림프선 쪽으로 가던 영양 손실이 없어지자 얼굴에도 화색이 돌고 체중도 늘어나고 키도 크기 시작했다. 이런 경험을 얻고부터 야윈 아이만 보면 목을 만져보는 습관이 생겼다. 시골에 있을 때 마을의 두 아이를 고쳐주고 부산으로 왔다.

화분은 어떤 질환에 섭취해도 좋고 평생 먹어도 해가 없는 식품이다. 악성빈혈에는 100% 효과가 있고, 불면증에는 프로폴리스와 같이 섭취하면 아주 중증인 경우가 아니면 100%의 효과가 있다. 부산 남포동에 사는 박○선(52세) 씨는 남편과 사별 후 보증까지 잘못 서 집까지 날리게 되었다. 그때부터 불면증과 우울증이 와서 하루도 약을 먹지 않으면 견딜 수가 없었다고 했다. 그렇게 16년간 먹어오던 신경안정제를 화분을 섭취한 지 5개월 만에 끊게 되었다.

가벼운 류마티스 관절염은 화분만 장복해도 나을 수 있는 확률이 높다. 면역력이 떨어져 있는 암, 당뇨, 결핵환자에게도 좋은 효과를 나타낸다.

미국 농무부의 한 연구보고서에 의하면 유방암이 진행되고 있는 환자에게 화분을 섭취케 했더니 더 이상 암이 진행되지 않고 억제되었다는 연구결과도 나와 있다.

화분의 주요성분은 단백질(21~28%), 지방(1.3~7.9%), 탄수화물(18~23%), 미네랄, 비타민 등이며 그 외에 미량의 영양성분으로 이루어져 있다. 화분의 성분 중 알려진 것이 약 200여 종이다. 여기에는 20여 종의 아미노산과 각종 비타민 그리고 칼륨, 마그네슘, 칼슘, 철, 인, 망간, 아연 등의 다양한 미네랄이 함유되어 있어서 지구상에서는 쉽게 찾을 수 없는 완전식품이다.

이러한 여러 가지 성분에 의한 상승작용으로 남성에게는 정력과

화분의 성분

검사항목	함 량(%)
수 분	15.0~18.1
탄수화물	18.4~23.1
섬 유 질	1.0~4.4
단 백 질	21.4~28.1
지 질	1.3~7.9
회 분	1.6~2.9
기 타	23.1~32.7
광물성분	철, 아연, 망간, 구리, 칼륨, 마그네슘, 칼슘이 풍부함
비타민성분	비타민A의 전구물질:Carotene 비타민B그룹:thiamine, riboflavin, niacin

[자료:「꿀벌의 활용과 고품질 양봉산물의 생산기술 개발 (농림부. 1998)」 99P]

화분의 비타민과 미네랄 성분

비타민	함유량(μg/g)	미네랄	함유량(%)
B_1	9.17	칼 륨	20~40
B_2	18.5	마그네슘	1~12
C	159.0	칼 슘	1~15
D	0.2~0.6	구 리	0.05~0.08
E	0.23 mg	철	0.01~0.3
니아신	184.7	실리카	2.0~10.0
판토텐산	22.0	인(P)	1~20
카로틴(A)	5.0	유 황	1.0
엽 산	6.0	염 소	1.0
		망간(Mn)	1.4

[Vivino et al, 1944.]

기력을, 여성에게는 아름다운 피부건강과 생기를, 허약한 사람에게는 의욕이 넘치는 건강을, 만성질환으로 몸이 약해진 사람에게는 병을 이겨낼 수 있는 면역력을 높여준다.

화분은 하루 이틀만에 효과가 나타나는 것은 아니다. 적어도 3개월 이상 섭취했을 때 영양소가 체내에 축적되면서 효력이 나타나기 시작한다.

우리나라에서는 TV에 자주 나오는 모 교수를 일반인들이 식품학의 최고 권위자로 인정하듯이 서양에서 최고의 영양학자로 평가받는 학자는 파보 에이롤라(Paavo O. Airola, 1918-1983) 박사이다. 국내 학자(교수)들이 저술한 영양학 서적에서 파보 에이롤라 박사의 글을 인용한 사례가 많은 것을 보면 영양학계의 세계적인 권위자임을 알 수 있다.

그분의 저서 가운데 국내에 번역된 『만성병의 식이요법(이길상 譯)』에서 만성병 치료에 화분 처방이 많은 것을 보고 놀란 적이 있다. 화분은 어떠한 질병에 사용해도 유익하다는 것을 재인식하는 계기가 되었다.

4. 화분은 인류에게 준 최고의 선물

화분을 섭취하면 할수록 하나님이 인류에게 준 최고의 식품이라는 생각이 든다. 장기간 섭취해도 부작용이 없고, 어떤 질병에 사용해도 효과를 나타낸다.

이스라엘 백성들은 애굽에서 400년간의 노예생활에서 벗어나 약속의 땅 가나안으로 들어갈 때 시내(Sinai) 광야에서 40년이나 생활을 했다. 곡식도 야자수도 자라지 않는 메마른 광야에서 200만 명이 넘는 큰 무리가 40년 동안이나 생활했다는 것은 신의 은총 이외에는 달리 설명할 길이 없다. 하나님은 원망하는 이스라엘 백성에게 식량으로 만나(Manna)와 메추라기를 공급해주었다. 만나는 지금까지 한 번도 보지 못했던 양식이어서 그것이 무엇인지 아무도 알지 못하였다.

화분이 만나였다고 하는 어느 농학자의 글을 오래전에 읽고 화분을 과장되게 표현한 것으로 여겼다. 그러나 시간이 흐를수록 옳은 견해라는 생각으로 바뀌었다.

하나님이 자신을 신뢰하는 자에게 줄 때는 이 세상에 있는 것 중에서도 좋은 것으로 주시고, 줄 때는 "누르고 흔들어 넘치도록 하여 너희에게 안겨 주리라(누가복음 6:38)."고 하였다. 택한 이스라엘 민족에게 줄 때는 최상급으로 주었을 것이다. 그렇다고 보면 화분보다 더 좋은 것이 있을까 하는 생각이 든다. 만나는 하루만 지나도 변질하였다고 했다. 건조하지 않은 생화분 역시 온도가 높고 수분이 많으면 하루 만에 변질한다.

화분은 꽃에 따라 차이가 있긴 하지만, 비타민이 꿀보다 49~378배나 더 함유되어 있다. 양봉인들은 누구보다 화분의 중요성을 알고

만나(Manna)와 화분(Bee Pollen)의 공통점

만 나 (Manna)	화 분 (Bee Pollen)
그것이 무엇인지 알지 못하여 서로 이르되 이것이 무엇이냐 하니 (출애굽기 16:15)	화분을 보지 못한 사람이 처음 보았을 때는 "이것이 무엇이냐?"라고 한다.
(만나의 형태는) 작고 둥글며 (출애굽기 16:14)	벌들이 다리에 뭉쳐서 갖고 오므로 둥글고 무게가 25~40mg이다.
서리 같이 가는 것 (출애굽기 16:14)	기온이 0℃ 이하일 때 공기 중의 수증기가 땅에 접촉하여 가루처럼 얼어붙은 것이 서리이다. 흰 화분을 말리기 위해 널면 서로 붙어 엉켜있어 흡사 서리같이 보인다.
깟씨 같이 (출애굽기 16:31)	벌이 갖고 온 화분의 입자(粒子)는 고수씨(깟씨) 정도의 굵기이다.
희고 (출애굽기 16:31)	화분은 꽃에 따라 색이 다르지만 다래, 개다래, 옥수수화분은 희다.
맛은 꿀 섞은 과자 같았더라 (출애굽기 16:31)	화분에는 쓴 화분도 있지만 15%의 꿀이 함유되어 있어 흰 화분은 특히 과자같이 맛있다.
아침까지 두었더니 벌레가 생기고 냄새가 난지라 (출애굽기 16:20)	바로 채취한 화분은 수분이 많아 고온에서는 하루만 지나도 곰팡이가 피고 냄새가 난다.
신령한 식물 (고린도전서 10:3)	바울은 만나를 '신령한 식물'이라고 했다. 면역력이 떨어져 있는 사람에게는 화분이 신령한 식물로 여겨질 정도로 효능이 높다.
광야생활을 하는 이스라엘 민족에게는 고단위 단백질(잘 변질)과 다양한 성분이 든 만나와 같은 영양물질이 필요했다.	화분은 200여 가지의 영양소가 함유된 고단위 영양식품이고, 여왕벌의 먹이인 로얄젤리(Royal Jelly)의 원료이다.
선택받은 이스라엘 민족도 종족 번식을 위해서는 스태미나(Stamina)식품이 필요했다.	'꽃의 수술'을 뜻하는 '스테이먼(stamen)'의 복수형이 스태미나(Stamina)이다. (꽃 수술=정력)
하나님께서 만물을 다스릴 수 있는 권한을 인간에게 주셨고, 주실 때는 지구상에 있는 것으로 주신다.	화분이 세계적으로 알려진 것은 1960년대이고, 우리에게 알려진 것은 1980년도 중반이다.
광야생활을 하는 이스라엘 민족에게 만나를 주신 것은 하나님의 특별한 은혜였다.	만물을 지배할 수 있는 인간에게 화분을 얻게 한 것은 하나님의 특별한 은혜이다.

[자료: 「면역을 키워야 만성병이 낫는다(김해용 저)」

있다. 벌이 화분을 갖고 오는 것은 로얄젤리를 만들고 번식을 위해서이다. 화분이 곧 로얄젤리의 원료이고, 여왕벌의 먹이다. 화분의 반입이 없으면 로얄젤리를 만들 수 없고 유봉(幼蜂)의 생산도 불가능하다. 화분 1g이면 벌 10마리를 키울 수 있고, 1kg이면 1만 마리를 키울 수 있는 양이다.

꽃이 없는 시기에 화분이 생산되지 않아 벌이 유봉을 키우기 어려울 때는 인공으로 만든 대용화분(代用花粉)을 공급한다. 여기에는 일정량의 자연화분에 효모, 대두분말, 고구마분말, 달걀노른자, 탈지분유 등이 배합되고, 좀 더 신경을 쓰는 사람은 인삼분말까지 넣어서 만든다. 이렇게 만든 대용화분을 벌통 안에 넣어주면 자연화분이 없을 때는 벌들이 잘 가져가지만, 남부지방의 동백꽃이나 내륙지역의 오리

화분에 함유된 영양성분

영양소명	종류 및 함량
아미노산 (건조중량당 %)	아르기닌(4.4–5.7), 히스티딘(2.0–3.5), 이소류신(4.5–5.8), 류신(6.7–7.5), 라이신(5.9–7.0), 메티오닌(1.7–2.4), 페닐알라닌(3.7–4.4), 트레오닌(2.3–4.0), 트립토판(1.2–1.6), 발린(5.5–6.0) 등
미네랄(%)	칼륨(20–45), 마그네슘(1–12), 칼슘(1–15), 구리(0.05–0.08), 철(0.01–.0.3), 규소(2–10), 인(1–20), 유황(1), 염소(0.8), 망간(1.4) 등
비타민 (μg/g)	비타민B_1(5.75–10.8), 비타민B_2(16.3–19.2), 비타민B_3(98–210), 비타민B_6(0–9), 비타민 B_5(3–51), 비오틴(0.1–0.25), 엽산(3.4–6.8), 락토플라빈(0.2–1.7), 비타민A (α 카로틴/β 카로틴) (평균 1.53), 비타민C(152–640), 비타민D(0.2–0.6), 비타민E(0.1–0.32), 이노시톨(30–40), 비타민B_{12}(평균 0.0002) 등
색소	플라보크산틴(Flavoxanthin), 크산토필 에폭시드(Xanthophyll epoxide), 카로틴(Carotene), epiphasic Carotenoids, 플라보놀(Flavonols), 에틸에테르(Ethylic Ether), 케르세틴(Quercetin), 지아산틴(Zeaxanthin), 리코펜(Lycopene), 크로세틴(Crocetin) 등
기타성분 (%)	수분(3–4), 환원당(7.5–40), 비환원당(0.1–19), 녹말 및 기타 탄수화물(0–22), 에테르추출물(0.9–14), 단백질(7–35), 유리아미노산(10), 루틴 등

[자료: 「Bee Pollen: The Perfect Food」, AKA(The Arthritis Trust of America), 1994]

나무꽃과 산수유꽃이 피면 대용화분은 가져가지 않는다.

대용화분을 먹인 벌집과 자연화분을 먹인 벌집은 바로 구별이 된다. 대용화분을 주었을 때는 산란을 전체적으로 하지 않아 중간에 빈 공간들이 많다. 그러나 자연화분으로 키웠을 때는 그런 현상을 찾아볼 수 없다.

또 대용화분에서는 불구가 된 벌들이 간혹 나오지만, 자연화분에서는 그런 것이 없다. 이것을 보고 인간이 아무리 머리를 짜내서 만들어도 하나님이 만든 자연처방에는 따라갈 수 없다는 것을 오래전에 느꼈다.

간질환에는 단백질 함량(37%)이 높은 효모가 좋은 것으로 알려졌지만, 필자는 벌통 안에서 본 것이 있기 때문에 효모보다는 화분이 더 우수하다는 사실을 설명하고 화분을 권한다. 간경화나 간염 환자에게는 화분과 프로폴리스를 같이 섭취케 하면 3개월 뒤에는 그 효과가 뚜렷이 나타난다.

화분에 대해서 더 자세히 알고자 하면 『면역을 키워야 만성병이 낫는다』는 책을 참조하길 바란다.

5. 프로폴리스(Propolis)

1) 벌통 안에 세균이 없는 이유

프로폴리스(Propolis)도 화분, 꿀, 로얄젤리와 마찬가지로 벌이 생산한 봉산물(蜂産物)의 하나이다.

화분이나 로얄젤리는 오래전부터 알려졌지만, 프로폴리스가 대중적으로 알려진 것은 그리 오래되지 않았다. 학자들이 프로폴리스에 관심을 갖고 연구하게 된 것은 1960년대 이후부터이다. 이것도 벌통 안에는 세균이나 바이러스가 살지 않는다는 사실에 주목하여 연구하다가 프로폴리스를 발견하게 되었다. 처음에는 꿀이나 화분, 로얄젤리에 항균물질이 있을 것으로 생각하고 연구하였으나 거기에는 항균력이 없음을 알게 되었고, 밀랍과 벌의 몸체에서 찾으려고 했지만, 거기에서도 발견하지 못하다가 마지막으로 프로폴리스에서 항균물질을 발견하게 된 것이다.

프로폴리스는 어떤 것일까?

프로폴리스의 주원료는 나무의 수지(樹脂, resin)이다. 이것은 벌이 식량(食糧)으로 사용하기 위해 가지고 오는 물질이 아니고 벌집 내부와 출입구에 발라 외부로부터 바이러스나 세균의 침입을 막고, 벌집 내부의 질병을 예방하기 위해 가지고 오는 물질이다. 여왕벌이 산란하는 방은 프로폴리스로 먼저 도포하여 세균이나 바이러스로부터 보호하며, 벌의 왕래가 잦은 소문(巢門, 벌들이 드나드는 벌통의 입구)에도 프로폴리스를 발라두어 벌들이 나가고 들어올 때 자동적으로 소독이 되게끔 한다. 이러한 용도로 사용되는 프로폴리스는 단어의 어원에서도 그 뜻을 알 수가 있다. 'Propolis'란 단어는 그리스어 π ρ ο (Pro, 앞)와 π όλις(polis, 도시)의 합성어로, 두 단어를 합하면 '도시(벌집)의 앞'을 의미하고 넓게 해석하면 '벌집 앞에서 안전과 질병을 막아주는 물질'이라는 뜻이다.

일반 수지성분과 다른 것은 벌의 타액, 꽃의 암·수술에서 모은 화분, 밀랍 등이 혼합된 발효물질이라는 것이다. 벌은 식물의 수지를 다리에 채집할 때 타액을 분비하면서 턱으로 뜯어내어 모으는데, 이것을 벌집 안으로 갖고 와서 거기에 밀랍과 화분을 첨가해 32℃에서 몇 개월간 숙성시켜 벌이 가장 사용하기 좋도록 만들어진 물질이 프로폴리스(Propolis)이다. 이러한 프로폴리스의 색상은 나라별로 자생하는 식물에 따라 차이가 있다. 프로폴리스를 추출하였을 때 국내산은 대체로 황갈색이고, 중국산은 짙은 흑갈색, 브라질산은 연한 노란색을 띠고 있거나 때로는 연녹색도 있다.

2) 주목받기 시작한 프로폴리스

미국의 예방 의학자인 칼슨 웨이드(Carlson Wade)가 쓴 『프로폴리스: 자연의 활력제-벌집에서 얻은 기적의 치료제(Propolis: Nature's Energizer-Miracle Healer from the Beehive)』라는 소책자가 1984년 이길상(李吉相) 박사와 성은찬(成銀贊) 선생의 공역으로 국내에서 출간되기 전에는 양봉인들도 프로폴리스에 대해서는 잘 몰랐다. 벌이 힘들게 채집해 왔지만, 관리 때마다 손에 끈적거리며 묻다 보니 양봉인들이 귀찮게 여기면서 버렸던 물질이다. 이는 마치 옛날 아프리카 원주민들이 다이아몬드 원석의 가치를 모르고 돌처럼 여기며 내버렸던 것과 같다.

고대 이집트 시대부터 사용해왔지만, 20세기 들어와서 프로폴리스에 대한 연구가 본격적으로 진행되어 1911년 퀴스텐마허(Küstenmacher)에 의해 프로폴리스의 항균물질 존재가 보고되었다.

1960년대부터는 동유럽에서 기적의 치료물질로 알려지자, 영국, 프랑스, 덴마크, 이탈리아 등 여러 나라에서 관심을 갖게 되었다.

프랑스의 생물학자 레미 쇼방(Remy Chauvin) 박사가 벌통 안에 세균이 번식하지 못하는 것은 프로폴리스 때문이라는 논문('프로폴리스의 임상효과에 대하여', 1966)을 발표한 후 프로폴리스는 많은 학자들로부터 주목을 받게 되었다.

이후 덴마크 시장이자 과학자인 아가드(K. Lund Aagaard) 박사와 레미 쇼방 박사는 프로폴리스를 임상학적으로 연구하기 시작하였다. 아가드 박사는 쇼방 박사의 프로폴리스 논문을 접한 뒤 병원과 협력하여 1974년까지 약 5만 명의 환자를 프로폴리스로 치료하였으며, 이들의 연구에 의해 프로폴리스는 세계적으로 알려지게 되었다.

서구에서 프로폴리스에 관한 관심이 높아지기 시작하면서, 1972년 10월 체코슬로바키아에서 있었던 프로폴리스 국제심포지엄에서는 350명이 참석하여 프로폴리스의 성분 발표와 임상학적인 보고가 있었다. 그 뒤 1974년 스페인에서 개최되었던 국제심포지엄에서는 130명의 전문가가 모인 가운데 임상학적 연구발표에서 프로폴리스는 위궤양, 대장염, 후두염, 전립선염 등의 염증성 질환과 고혈압, 심장병, 간장병, 신장염, 갑상선, 당뇨병, 암 등 어느 질환에 사용해도 효과 있는 물질이라는 것이 발표되었다.

3) 확실한 항암효과

일본에서는 프로폴리스 시장의 성장뿐 아니라 프로폴리스에 관한 연구도 활발히 진행되었다. 일본의 프로폴리스 권위자인 전(前) 국립예방위생연구소 마츠노 테츠야(松野哲也) 박사는 1991년 일본암학회에서 발표한 프로폴리스와 암의 관계에 대한 보고서에서 프로폴리스의 성분 중에서 케르세틴(quercetin), 카페인산 페네칠 에스테르(CAPE, Caffeic acid phenethyl ester), 테르펜성분의 일종인 디테르펜(diterpene) 등이 항종양(抗腫瘍)·항암작용을 한다는 것을 밝혀의학계의 주목을 받았다.

　마츠노 박사는 프로폴리스추출물이 종양세포에 손상을 주는 것을 확인하고 프로폴리스에서 항종양세포활성 물질을 분리하여, 여기에 사람의 간암세포를 배양하면 약 7시간 뒤부터 세포손상 작용이 나타나기 시작해서 2~3일 후에는 세포가 사멸하는 현상을 발견하였다. 여기에서 암세포가 분열할 때만 작용하는 성질과 암세포만을 선택해서 죽이는 두 가지의 성질이 있음을 밝혔다. 암을 공격하다 보면 좋은 세포까지 죽이는 것이 항암제의 공통된 성질이지만, 프로폴리스가 정상세포에는 손상을 입히지 않는 것으로 나타났다. 이와 같은 결과는 자궁암 종양세포에서도 발견하였다.

　이후 이러한 실험을 토대로 암이 상당히 진행된 자궁경부암과 간암 환자에게 프로폴리스를 섭취시켰을 때 3개월에서 1년 사이에 암세포가 거의 다 없어졌으며, 다른 보고서에는 간에 달걀 크기의 암세포가 있는 환자와 엄지손가락 크기의 암세포가 있는 두 환자에게 프로폴리스를 섭취시켰을 때 2개월 뒤에는 암세포를 발견할 수 없었다고 했다.

　유방암환자 중에서도 계속된 항암제 투여로 백혈구 수치가 2,000~3,000/$\mu\ell$(정상인 4,500~10,000/$\mu\ell$)로 낮아졌으나, 매일 30mℓ의 프로폴리스를 음용한 후로는 항암제를 같이 투여해도 백혈구 수치가 증가하여 5,500/$\mu\ell$까지 상승하였을 뿐만 아니라 체력도 증강하였다고 한다. 이런 것은 사실 믿기 어려운 연구결과들이지만, 필자는 과장이라고 보지 않는다. 프로폴리스는 암과 싸울 때 암세포만을 죽이는 것이 아니라 면역력도 강화시킴으로써 종양의 진행을 억제하는 기능까지 하기 때문이다.

　다른 학자들의 연구에서도 프로폴리스가 암에 치유 효과가 높은 것은, 케르세틴(quercetin), 카페인산(caffeic acid), 클레로단 디터펜도이드(clerodanne diterpendoid), 아테필린 C(artepillin C) 등의 물질이 피를 맑게 하고, 암세포들을 변형시키며 그 성장을 억제하는 효과 때문이라고 밝혔다.

4) 다양한 질환에 효과

일본 나까시마자연과학연구소의 나까시마 타다타카(中島忠考) 사장은 1985년 10월 일본 나고야에서 개최된 제30차 세계양봉대회(APIMONDIA) 심포지엄에서 프로폴리스의 효능에 대해, "프로폴리스를 섭취하면 위염이나 위궤양은 2개월, 축농증은 3~6개월이면 낫

신체부위별 프로폴리스가 적용되는 질환

신체부위	프로폴리스가 적용되는 질환	신체부위	프로폴리스가 적용되는 질환
머리	뇌신경의 피로, 스트레스, 만성두통, 뇌종양	배설기관	간장·신장질환, 대장질환, 치질, 만성변비
얼굴	눈의 피로, 기타 눈 질환, 자율신경실조증, 비염, 축농증, 중이염	부인과	자궁근종, 자궁내막염, 생리불순, 생리통, 방광염, 자궁암 및 자궁염증
호흡기	천식, 결핵, 편도선염, 폐기종, 감기, 폐암, 치아노제, 인두통	피부	피부 대사기능저하, 알레르기, 아토피성 피부염, 사마귀, 티눈, 무좀
소화기	치은염, 치통, 치조농루, 위염, 식도암, 위궤양, 위암, 폴립(polyp), 궤양성 대장염, 과민성 대장염, 스트레스성 위염	순환기	심장질환, 신장질환, 백혈병, 암, 악성림프선종양, 고·저혈압, 혈전
내장	간염, 간경화, 지방간, 간암, 당뇨병, 담석증	관절	류마티스 관절염, 골수암, 통풍, 척추염, 골수염
신경계	스트레스, 자율신경실조증, 갑상선질환, 신경과민, 히스테리, 우울증, 갱년기장애	근육	류마티스 근육통, 어깨결림, 근육무력증, 요통, 각종 교원병, 오십견

[출처: 양봉계 1992년 8월호에서 일부 인용]

고, 소아천식에는 100%의 효과가 있었다."고 했다.

고혈압이나 동맥경화에는 40~50일에 뚜렷한 차도가 있다고 했을 때 제조회사의 사장으로서 다소 과장된 표현을 했다고 생각했다. 그렇지만, 필자가 수십 년간 많은 고객들과 접하는 가운데 조금도 과장이 아님을 알게 되었다.

필자의 경험에 의하면 위염이나 위궤양, 인후염에는 특효이고, 심장, 신장, 간질환에도 좋은 효과가 있었다. 또, 류마티스 관절염이나 디스크, 신경통, 당뇨 등 다양한 질환에도 효과가 있었다. 프로폴리스의 주성분인 플라보노이드(flavonoid)의 주작용은 항균·항암·항바이러스·항알레르기 및 항염증작용이고, 혈액순환촉진작용과 체내 산화를 억제하는 항산화기능도 있다.

12 염증(炎症)을 잡아주는 물질

1. 개다래(목천료(木天蓼))

1) 류마티스 관절염에 좋은 물질이 없을까?

류마티스 관절염을 앓았던 체험기를 겸한 건강서적 『건강으로 가는 길』이 1986년 '행림출판'을 통해 출간되었다. 이 당시 '행림출판'은 최고의 베스트셀러였던 김홍신의 『인간시장(人間市場)』을 출간한 국내 굴지의 출판사였다. 출판사 덕에 많은 책이 판매되었고, 책을 읽고 찾아온 관절염 환자들도 많았다.

그들에게 필자가 나았던 방법대로 유기농법으로 재배된 현미식을 권하고 화분을 섭취하도록 했다. 또, 피로가 심하면 현미식초에 꿀을 타서 식후에 마시도록 했다.

모든 치료 효과는 완치율로 증명된다. 그런데 생각했던 것보다 완치율이 낮았다. 나는 빠짐없이 그대로 알려주었는데도 완치율이 낮았던 것은 그분들이 필자가 했던 방법대로 실천하지 못한 데에도 원인이 있겠지만, 더 강한 치유 효과가 있는 유기농 현미를 그 당시에는 구하기 어려웠고, 현미의 효능에 대해서 생각보다 낮게 평가하고 있었던 것이 더 큰 원인이었다. 현미에서는 염증을 없앨 정도로 강한 작용은 없지만, 그래도 가벼운 염증제거 작용은 한다.

자연식으로 류마티스 관절염을 낫게 하는 데는 한계점이 있다는 것을 알았다. 21년간 필자를 괴롭혀 왔던 류마티스 관절염에 좋은 물질이 없을까 해서 『본초학(本草學)』, 『한국약품식물자원도감』, 『동의보감』, 『천연약물대사전(天然藥物大事典)』 외에 여러 권의 책을 탐독하며 류마티스 관절염에 좋다고 명시된 약재 30여 가지를 찾아내었다. 그러나 그중에서는 필자가 병을 앓아오면서 사용했던 것이 대부분이었고, 사용해보지 못한 것은 몇 가지에 지나지 않았다. 그 몇 가지 중에서 주목하게 된 것이 몸을 따뜻하게 하는 액티니딘(actinidin) 성분이 들어 있는 개다래(목천료(木天蓼))였다.

류마티스 관절염 환자는 에어컨 바람은 물론 선풍기 바람까지 싫을 정도로 몸이 냉(冷)하다. 류마티스 환자가 몸이 따뜻해졌다면 병의 절반은 이미 나은 것이나 다름없다. 한의학에서는 류마티스 관절염 초기에 몸을 따뜻하게 하는 부자(附子)를 사용한다. 부자에는 독성이 강한 알칼로이드(alkaloid) 성분이 있어서 식품에는 사용할 수 없으며, 한약으로도 장기간은 복용할 수 없는 약재이다.

개다래는 특히 고양이가 좋아하는 식물이다. 어느 식물이든 짐승이 그것을 좋아하면 거기에는 큰 부작용이 없다고 생각하면 된다. 다람쥐가 좋아하는 도토리에는 떫은맛을 내는 타닌(tannin) 성분이 있어 염증억제작용과 체내 중금속을 해독하는 작용을 한다. 토끼가 좋아하는 찔레열매(營實, 영실)에는 플라보노이드류인 멀티플로린(Multiflorin)과 루틴, 케르세틴 등이 함유되어 있어 이뇨, 사하(瀉下), 해독 등에 효과가 있다.

개다래에 들어 있는 액티니딘 성분을 주목하여 제품을 개발했다. 지금까지 30여 년째 생산하고 있지만, 그때의 판단이 옳았음을 느낀다.

개다래를 바깥에 두면 쥐는 먹지 않지만, 고양이들은 매우 좋아한다. 한 마리의 고양이가 와서 맛을 보면 소리를 내어 동네 고양이들을 다 모여들게 한다. 이것은 액티니딘(actinidin), β-페닐에틸알코올(β-phenylethylalcohol), 마타타비락톤(matatabilactone) 등의 성분이 중추 신경 계통에 작용하여 고양이의 타액 분비를 촉진하며, 진정·최면 작용을 나타내기 때문이다. 또한, 가벼운 혈압 강하 작용과 흥분 작용이 있고 발정기를 연장하며, 기관지 평활근(平滑筋)의 이완 작용을 나타낸다. 그리고 풍부하게 함유된 타닌(tannin) 성분은 염증 억제작용, 급성관절염과 요통 억제작용 등의 항염증 효과가 있다.

이 때문에 타액 분비가 적은 사람이 개다래를 주성분으로 한 '등다래(제품명)'를 섭취하면 타액 분비가 증가하고, 관절에 활액(滑液)이 적어서 일어설 때나 앉을 때 관절에 소리가 잘 나는 사람도 3~4개월이면 그 소리가 없어진다. 몸이 가려운 알레르기 환자가 복용하면 가려운 증세가 쉽게 없어지는 것도 이것과 무관하지 않다고 여겨진다.

필자가 처음 개다래를 구하러 다닐 때는 그 효능을 아는 사람들이 없어 한약시장이나 한약건재상, 한약방에서도 구하기 어려웠고, 구하려면 인력을 동원해서 직접 채취해야 하는 약재였다.

2) 개다래의 효능

개다래가 인체에 미치는 효과에 대해서는 『중앙대사전(中央大事典)』과 여러 학술자료에서 찾을 수 있었지만, 필자 스스로 임상시험 대상이 되어 섭취하는 가운데 문헌에 없는 여러 가지 반응과 잘못 기재된 사항도 발견하게 되었다.

① 적당량을 섭취할 때에는 피로해소에 도움을 준다.
② 몸을 따뜻하게 한다.
③ 혈액순환을 촉진한다.
④ 관절의 활액(滑液: 관절강(關節腔)의 운동을 원활하게 하는 점액 물질)을 나오게 한다.
⑤ 몸을 따뜻하게 하므로 천식(喘息)이 있거나, 가래가 많은 사람은 섭취하지 않는 것이 좋다.

이러한 반응들은 빠른 시일에 병을 낫게 하지는 않지만, 점진적인 작용에 의해 신경통이나 류마티스 관절염에 유용하게 이용할 수 있는 물질임을 알게 되었다.

류마티스 관절염 때문에 아비와 같이 불행한 자식이 되지 않기를 바라면서 연구하였던 것이 자식의 관절염만이 아니라 필자의 관절염까지 고치게 되었고, 『건강으로 가는 길』이란 책을 저술하는 계기가 되었다.

류마티스 관절염에 좋은 물질이 없을까 하고 찾던 중 개다래의 효능을 발견하고 살던 집터에 식품제조회사를 설립했다.

성경에 보면 "구하는 이마다 받을 것이요 찾는 이는 찾아낼 것이요 두드리는 이에게는 열릴 것이니라(마태복음 7:8)"는 구절도 있고, "

믿는 자에게는 능히 하지 못할 일이 없느니라(마가복음 9:23)"는 구절도 있다.

문화방송(MBC)의 편저로 출간된 『한국민간요법대전』이라는 책은 MBC에서 방영된 '댁의 비방을 찾습니다.'라는 특별기획 프로그램에서 한 달 동안 수집된 11만 건의 자료 가운데 실용 가능성이 있는 4,000여 사례를 집대성한 민간요법 전문서적이다.

이 책에 소개된 개다래는 일반인이 먹었더니 좋더라 하여 수록된 것이 아니라, 홍문화, 구본홍, 한대석 박사 등이 선정한 우수한 생약 10가지 중에 포함된 우수 추천 약재였다. 여기에는 신경통, 요통, 냉증에 좋은 것으로 명시되어 있다.

개다래는 우리나라 각처의 심산계곡에서 자생하는 낙엽 덩굴식물로 그 열매 속에 벌레가 들어가서 기생한 충영(蟲癭, 벌레혹)열매는 목천료자(木天蓼子)라고 한다.

개다래에는 탄수화물, 유기산, 단백질, 지질, 비타민C, 색소, 타닌질, 펙틴질 등이 함유되어 있으며, 벌레가 기생하였던 충영열매 속에는 이리도미르메신(iridomyrmecin), 이소이리도미르메신(isoiridomyrmecin), 디히드로네페탈락톤(dihydronepetalactone), 이소디히드로네페탈락톤(isodihydronepetalactone) 등 여러 종류의 특이한 성분이 들어 있다.

개다래 속에 다량 함유된 액티니딘(actinidin)은 몸을 따뜻하게 하는 작용을 한다. 몸이 냉(冷)하였을 때 여성들에게 많은 것이 냉증이고, 냉증이 있으면 때로는 요통까지 유발된다.

산후의 후유증이라 할 수 있는 산후통도 산후기간에 몸을 냉하게 했을 때 잘 발생한다. 그 외에 신경통이나 관절염도 하체를 차게 했을 때 발병률이 높다. 그래서 예로부터 '두한족열(頭寒足熱)'이라 하여 머리는 차게 하고, 발은 따뜻하게 하는 것이 건강에 좋다고 하였다.

신경통이나 관절염을 앓는 사람은 그 아픈 부위를 따뜻하게 해주는 것이 무엇보다 중요하다. 몸을 따뜻하게 하면 혈액순환이 잘되고, 혈액순환이 잘되면 가벼운 통증 정도는 자연히 없어진다.

신경통이나 관절염 환자가 온천이나 뜨거운 물에 목욕하고 나면 몸이 한결 가벼워지는 것도 이 때문이다.

류마티스 관절염은 습기가 많은 곳에서 생활하는 사람들에게 많고, 내륙보다는 해안지역의 거주자들에게 많이 나타난다. 발병률이 높은 국가로는 안개가 많고 습도가 높은 영국이나 대만이 그 대표적인 나라다.

개다래를 장복하면 겨울에 내의가 필요 없다는 말이 있다. 이것은 자체적으로 몸을 따뜻하게 해주기 때문에 생겨난 말이다.

몸이 냉하였을 때 통증이 더 심한 신경통, 관절염, 요통, 냉증에 개다래가 좋은 것은 몸을 온(溫)하게 해주는 액티니딘 성분과 밀접한 관계가 있다. 그 외에도 개다래의 작용은 다양하다. 피로를 없애주고, 정력을 좋게 하며, 속을 화(和)하게 하고, 통풍과 부인병에도 효과가 있다.

개다래를 장복하면 흰 머리카락이 검어지고, 손발 저린 것이 없어진다고 『본초학』과 『중약대사전』에 기재되어 있다.

개다래의 맛은 시큼하여 기호식품으로서는 적당치 않다. 그러나 피로회복과 정력에 좋다는 일화가 있다. 높은 산을 넘던 한 나그네가 너무나 피로하여 무인지경에서 쓰러졌다. 다시 일어나려 했지만, 일어날 수 없었다. 여기서 죽게 되었구나 하고 무엇이든 먹을 것이 없을까 하고 옆을 살피던 중 마침 개다래를 발견하여 그것을 두 움큼 정도 따

먹게 되었다. 그것을 먹고 기력을 회복하게 되어 산을 무사히 넘었고, 저녁에는 정력까지 왕성해져 부부관계까지 했다는 이야기를 열매를 채취하는 한 촌로(村老)로부터 들었다.

정력의 적(敵)은 피로이고, 피로는 남성을 나약하게 만든다. 강한 남성이 되려면 먼저 피로가 없어야 한다. 피로가 축적된 사람은 관계를 하고 나면 몸은 더욱 피로하여 만사가 귀찮아지고, 일에 대한 의욕도 잃게 된다. 개다래를 적은 양으로 섭취할 때는 피로가 해소되고 정력도 좋아지며, 양을 높일 때는 치병(治病)의 효과가 있다.

2. 어성초(魚腥草)

어성초는 삼백초과의 다년생식물로 꽃이 필 때 뿌리를 제외한 지상부(地上部)를 식용으로 한다.

높이는 20~50cm 정도이며, 줄기는 가늘고 잎은 작은 고구마 잎이나 메밀 잎과 유사하다. 꽃은 5~7월에 꽃잎 같은 4장의 흰색 포엽(苞葉) 위에 이삭처럼 생긴 연노란색꽃이 핀다.

어성초는 뿌리와 포엽만 흰색이지만, 삼백초는 꽃이 필 때쯤 꽃 밑에 있는 2~3개의 잎이 하얗게 변하고, 꽃과 뿌리까지 희다 해서 삼백초(三白草)라는 이름이 붙었다. 염증성 질환에는 주로 어성초를 많이 이용하고 있다.

어성초라는 이름은 심한 생선 비린내가 난다 해서 물고기 어(魚), 비릴 성(腥) 자를 써서 어성초라 불리며, 10가지의 병을 치유한다 하여 십약(十藥)이라 불리기도 한다. 그 외에 약모밀, 즙채(蕺菜), 중약(重藥)이라고도 한다.

어성초는 1970년 조규형(曺圭亨) 선생이 동양의 민간요법 2,000여 가지를 수록하여 쓴 『묘약기방(妙藥奇方)』을 통해 알려졌지만(묘약기방에는 '삼백초'로 소개됨), 대중적으로 알려지게 된 것은 중국의 교포 여의사인 박순식(朴順植) 씨가 여러 약초를 두루 연구, 실험한 끝에 삼백초를 주재료로 만든 한약으로 말기 암 환자 80명을 90% 이상 고쳤다는 내용이 흑룡강방송과 우리나라 일간지의 해외토픽란에 실리면서 80년대 후반부터 국내에서도 주목을 받기 시작했다.

특수의약품 이외의 약은 대부분 제품수명이 있듯이 건강식품업계에도 제품수명이 있는데 보통 3~4년이다. 10년 이상 지속된 제품이면 소비자들에게 제품에 대한 효능이 일단 검증된 것이므로 그 효과는 확실하다고 할 수 있다. 어성초도 큰 붐을 일으키지는 못했지만, 그 효능 때문에 꾸준히 인기를 끄는 품목이다.

어성초의 주성분은 데카노일 아세트알데히드(decanoyl acetaldehyde)이다. 이 성분은 포도상구균에 강한 항균작용을 한다. 잎에 있는 퀘르시트린(quercitrin)과 꽃에 있는 이소퀘르시트린(isoquercitrin)은 이뇨 및 모세혈관 강화 작용을 하여 고혈압과 동맥경화에 효과가 큰 것으로 알려졌다. 그 외에 플라보노이드(flavonoid) 성분도 갖고 있어서 혈액을 맑게 한다.

80년대 이전 우리가 못 먹어서 병이 왔을 때는 보(補) 해주는 것이 주 처방이었지만, 이제는 오히려 영양과잉으로 혈중 콜레스테롤과 포도당이 증가하여 혈액은 탁해지고, 복부에 지방(피하지방과 내장지방)이 과다 축적되면서 장운동을 막고 있다. 그래서 조금만 먹어도 소화가 잘 안 되고 복부는 항상 만복(滿腹)상태에 있다. 그런데도 잦은 회식 때문에 음주와 육류섭취가 많다 보니 배 안의 지방은 빠질 날이 없다.

지금은 몸에는 보(補) 대신에 빼주는(瀉, 쏟을 사) 것이 도리어 혈액을 맑게 하고 건강을 위한 것이다. 또 먹을 때는 적게 먹고 걸을 때는 더 많이 걷는 것이 건강을 위하는 일이다.

직업에는 수익성보다 적성에 맞는 직장을 선택해야 스트레스를 덜 받는다. 그러한 직장이 건강을 위해서는 더 좋은 직장이다.

어성초는 열독(熱毒)을 풀어주고 독소를 소변으로 배출하는 이뇨작용(利尿作用)을 한다.

○ 어성초의 특징
① 지방과 독소제거작용으로 암 예방에 도움이 된다.
② 식이섬유가 장 연동운동을 촉진해 변비를 없앤다.
③ 염증제거작용이 있어 류마티스 관절염에 좋다.
④ 기관지염이나 알레르기비염, 축농증에 좋다.
⑤ 여드름 치료에 도움이 된다.
⑥ 혈압과 혈당조절에 도움을 주고, 소변을 맑게 하므로 신장염에 좋다.
⑦ 피를 맑게 함으로 항암작용을 한다.
⑧ 설파민보다 4만 배나 강한 항균력을 갖고 있다.

『약초의 성분과 이용』에는 어성초가 설파민(Sulfamine)보다 포도상구균에 대한 항균력이 4만 배나 강하다고 했다. 유기농법으로 재배된 어성초를 조금이라도 과용하면 아침에 일어났을 때 입안에서는 설파제(sulfa drug) 냄새가 난다. 이런 강한 작용이 있기 때문에 중이염이 낫고 여성 대하증에도 효과가 있는 것이다.

어성초도 알맞게 섭취할 때는 좋은 약이 되지만, 과용했을 때는 도리어 해가 될 수 있다. 이것은 어성초에만 국한되는 것이 아니고 약성을 가진 모든 물질이 다 그렇다. 어성초가 좋다고 해서 과용하는 것은 금물이고, 임산부는 먹지 않는 것이 좋다.

어성초제품인 '제정환'은 염증제거 작용이 있어서 류마티스 관절염 환자에게 좋은 효과를 나타낸다. 이 제품과 함께 화분제품인 '바이오폴렌', 키토올리고당, 상어연골, 프로폴리스 등을 주원료로 한 '류마-21'을 섭취했을 때 고질병인 류마티스 관절염도 4~5개월에 호전(好轉)되는 사례들이 많았다.

3. 키토산(Chitosan)

키토산(Chitosan)은 갑각류(게, 가재, 새우 등)의 껍질이나 연체류(오징어, 갑오징어 등)의 뼈를 분쇄한 후 탈단백, 탈칼슘화하여 얻은 키틴을 탈아세틸화하여 얻어낸 물질이다. 키토산은 N-아세틸글루코사민과 D-글루코사민이 결합한 고분자 다당류로서 무독성에 환경오염도 유발하지 않는 물질이다.

동물소화효소에 의해 소화되지 않는 다당류로 동물성 식이섬유로서의 특징을 지니며, 섭취 시 소화관 내에서 담즙산과 결합하여 대변으로 배출시킴으로써 혈청 및 간에 축적된 유해한 콜레스테롤의 농도를 조절하는 기능을 갖고 있다.

여러 인체실험과 연구문헌에 의하면 키토산·키토올리고당의 섭취가 심장병이나 동맥경화를 촉진하는 유해한 LDL-콜레스테롤을 감소시키며(Ausar S. F., Bokura H., Gallaher 등), 식약청 용역연구사업 보고서에서는 콜레스테롤 수치가 약간 높은 성인에게 키토산 및 키토올리고당을 1일 2.4g씩 섭취시킨 결과 몸에 이로운 HDL-콜레스테롤이 증가하는 등 콜레스테롤 조절 효과가 있음이 입증되었다.

키토산의 기능성으로는 항균 및 면역력 증강작용이 있고, 이외에 대장균에도 탁월한 효과가 있다는 것이 부경대학교 식품학과, 전남대학교 수의학과, 농촌진흥청 수의과학연구소의 공동연구로 발표되었다.

대장균이나 세균을 죽일 수 있는 물질이면 간에도 부담을 줄 수 있는 독한 물질로 생각하기 쉽지만, 키토산은 그러한 독성이 없으면서 항염증·항균작용을 하는 데 필자는 큰 관심을 갖게 되었다.

키토산이 부작용 없이 류마티스 관절염에 효과가 있는 것은 염증을 제거하는 항염증작용을 하면서도 독성을 유발하지 않기 때문이다.

1) 키틴·키토산 시장동향

키틴·키토산이 초기에는 주로 폐수처리의 응집제나 탈수제와 같은 수처리제로 사용되었으나, 많은 학자들의 연구를 통해 유해 콜레스테롤의 흡착과 배설, 암세포의 증식 억제, 혈압 상승 억제, 장내 유효 세균 증식, 세포 활성화, 혈당 조절, 간 기능 개선, 체내 중금속 배출 등의 작용도 있음이 밝혀졌다. 이러한 기능성이 밝혀지면서 지금은 건강기능식품으로 많이 사용되고 있다.

최근에는 과자류와 같은 일반식품에도 첨가되고 있고, 식품 이외의 용도로는 축산·어업용 사료, 살충·살균제, 오수 처리제, 화장품, 각종 의약품, 의료용 인공피부, 수술용 봉합실 등 매우 다양하게 이용된다.

　키틴·키토산에 관한 연구는 1960년대 중반 이탈리아의 무차렐리(Muzzarelli, R.A.A.) 박사에 의해 체계적인 연구가 시작되었고, 1978년 제1회 국제키틴·키토산학회가 미국 MIT대학에서 개최되면서 관련 연구가 다양해지고 학문적 수준도 높아졌다. 1980년대에 이르러서 이론적인 체계가 확립되었다.

　키토산에 관한 연구는 다른 어느 나라보다도 일본이 앞서 있다. 그렇게 된 이유는 1982년 일본 농림수산성이 10개년 계획으로 추진한 '미이용 생물자원 바이오매스(Biomass)의 연구'를 통해 키틴 및 키토산의 놀라운 활용 가능성이 밝혀지면서 다양한 응용분야의 연구가 진행되었고, 1985년 일본 문부성에서 60억 엔의 연구비 지원으로 키틴·키토산에 관한 기초연구가 종합적으로 이루어졌기 때문이다. 1980년대 일본에서는 키토산에 관해서만 1,000여 건에 이르는 특허 출원이 있었고, 학술논문이 700여 편 발표될 정도로 활발한 연구와 제품개발이 이루어졌다.

　일본의 건강식품시장에서 키틴·키토산이 차지하는 시장규모는 2001년 약 100억 엔에 이를 정도로 성장했고, 전체 키틴·키토산시장에서 건강식품소재가 약 50%를 차지하고 있다.

　우리나라는 일본보다는 다소 늦은 감이 있지만, 1980년대 후반부터 학계에서 키토산에 관한 연구가 시작되어, 1996년에는 키토산 관련 연구자 103인을 발기인으로 한 '한국키틴키토산연구회(現, 한국키틴키토산학회)'가 결성되었다. 이후 관련 연구자들의 학술 교류를 통해 키토산에 관한 연구와 다양한 제품개발이 이루어지고 있다.

　키토산이 면역력 증강, 항암작용 등에 효과가 있는 것으로 알려지면서 건강기능식품 및 식품소재로 폭넓게 사용되기 시작했다. 1995년 식품공전에 신규로 등재되면서 건강보조식품(키토산가공식품 및 함유식품)으로 제조되었고, 현재는 건강기능식품(키토산제품, 키토올리고당제품)으로 제조되고 있다.

2) 흡수율을 높인 키토올리고당

키토산은 약산성에서 용해되지만, N-아세틸글루코사민 수백, 수천 개가 고분자로 결합되어 있어서 체내에 들어갔을 때 흡수율이 떨어진다. 그러나 키토산을 효소 처리하여 당의 수가 2~10개로 절단된 키토올리고당(chitooligosaccharide)이 되었을 때는 높은 수용성으로 체내 흡수율이 높아져 면역증강, 항암작용, 칼슘촉진작용 등이 높아진다.

복합다당류인 키틴·키토산을 가수분해하여 당(糖)의 수가 10개 이하로 절단된 소당류 상태인 것이 키토올리고당이고, 복합다당류에서 단당류(하나의 당류)로 가수분해된 것이 우리 귀에 아주 익숙한 글루코사민(Glucosamine)이다.

키토산을 가수분해하여 소당류인 키토올리고당을 얻기 위해서 예전에는 주로 염산분해법을 이용했지만, 지금은 기술의 향상으로 효소를 사용하여 생물학적인 방법으로 분해하는 효소분해법이 이용되고 있다.

3) 키토올리고당의 기능성

건강에 도움을 주는 기능성 식품의 작용을 크게 6개 항목으로 분류할 수 있다.

① 면역력 강화
② 항산화작용(노화방지)
③ 질병예방
④ 병후 회복증진
⑤ 생체기능 조절
⑥ 자가독소에 의한 염증 억제

위의 6개 항목 중 한두 가지만 적용되어도 기능성 식품이 되지만, 키토올리고당은 여기에 모두 적용되므로 기능성 식품 중에서도 뛰어난 효능을 갖고 있다. 이것이 질병과 결부되었을 때는 다양한 작용으로 치유 효과를 높인다.

■ 콜레스테롤 저하작용

키토산의 주된 기능성은 '콜레스테롤 개선'이다. 콜레스테롤 개선 작용의 원리는 키토산·키토올리고당이 소화관 내에서 담즙산과 결합하려는 성질이 있어 담즙산을 흡착하여 체외로 배출시킴으로써 혈청 및 간에 축적된 유해한 콜레스테롤의 농도를 감소시키는 기능을 하게 된다. 일본 구마모토(熊本)대학의 스가노 미치히로(菅野道廣) 교수는 동물실험을 통하여 이러한 키토산의 콜레스테롤 저하 작용을 명확히 밝혀낸 바 있다.

키토산은 단지 콜레스테롤을 낮추는 작용만 하는 것이 아니라, 인체에 좋은 역할을 하는 HDL-콜레스테롤은 증가시키고, 동맥경화의 원인이 되는 LDL-콜레스테롤은 감소시키는 이상적인 기능까지 발휘한다(Ausar S. F.의 논문(2003)).

- 항암작용

 주위에 아는 분이 돌아가셨다 하면 교통사고가 아니면 암(癌)일 정도로 암환자가 급증하고 있다. 암은 체내에 있는 자가독소에 의해 발병하지만, 몸이 건강한 사람은 대식세포(大食細胞, macrophage)나 NK세포(Natural Killer cell)가 강해 암세포를 보면 쉽게 잡아서 소화하거나 파괴한다. 그러나 체내 면역력이 떨어지면 암세포는 더 커지게 된다.

 동물실험에서 키틴·키토산은 종양에 대해 면역계의 항체 생산, 킬러 T세포(killer T-cell) 생산, NK세포 생산 등의 작용을 나타내는 것으로 발표되었다.

 실제 키토산을 이용한 항암제도 개발되어 높은 치료 효과를 나타내고 있다. 동화약품과 한국원자력연구소가 공동으로 개발하여 국내 신약 3호로 등록된 간암 치료제는 방사성 동위원소인 홀뮴-166과 키토산을 이용한 주사제이다.

- 항염증·항균작용

 키토산이 기관지염, 위염, 류마티스 관절염에 높은 치유효과가 있는 것은 염증을 잡아주는 항염증 및 항균작용 때문이다. 키토산의 항균작용은 양(+)이온화된 아미노기(amino基)에 의해 나타나는 것으로 알려져 있다. 세균이나 바이러스는 음(-)이온의 카복실기(carboxyl 基)를 함유하고 있어 양(+)이온을 지닌 키토산과 만나면 쉽게 결합한다. 이런 원리로 양이온인 키토산이 음이온인 세균과 결합하여 세균의 성장을 억제하고 죽이는 항균효과를 발휘한다.

 염증에는 세균에 의한 염증도 있지만, 자가독소에 의해 발병된 염증도 있다. 자가독소에 의한 염증에는 항생제가 잘 듣지 않는다. 그러나 면역력을 강화하여 염증을 잡아줄 때는 가능하다. 여기에 해당하는 대표적인 질병이 류마티스 관절염이다.

키토올리고당, 프로폴리스, 상어연골, 화분, 개다래 등을 첨가한 제품을 섭취하면 류마티스 관절염은 고질병이 아니라는 것을 체험할 수 있다.

■ 면역력 강화

스스로 질병을 이기게 하는 면역력을 강화시키는 데는 면역세포의 항체와 면역기능 조절물질이 중요한 역할을 한다. 국내외 많은 실험결과 키토올리고당과 키틴의 구성성분인 N-아세틸키토올리고당에 면역체계를 강화하는 작용이 있고, 그 작용에 의해 항암효과도 나타낸다는 것이 밝혀졌다.

키토올리고당은 생체리듬만 조절하는 것이 아니라, 나아가서 신경계와 소화기능에도 관여하므로 노화억제작용까지 하게 된다.

■ 간 기능 개선 및 혈당저하작용

키틴·키토산의 분해물인 N-아세틸글루코사민이나 D-글루코사민은 간에 분포하는 미주신경을 자극하여 부교감신경을 흥분시키고, 이것이 모세혈관을 확장시킨다. 이로 인해 혈액의 흐름이 증가하여 결국 인슐린의 작용에도 도움을 준다.

4. 상어연골(Shark Cartilage)

송아지에서 얻을 수 있는 연골은 체중의 0.06%에 불과하지만, 상어는 단단한 척추뼈가 없고 모든 골격이 연골로만 이루어진 연골어류(軟骨魚類)여서 전체 중량의 6~8%가 연골로 이루어져 있다. 이것을 송아지와 비교하면 상어가 1,000배나 많은 연골을 가지고 있다.

상어연골의 주요성분 가운데 하나가 콘드로이틴황산(chondroitinsulfate)이다. 이 성분은 프로테오글리칸(proteoglycan, 단백다당)의 일종으로 수분함량이 높고, 젤리와 같은 점성이 있어 관절 사이에서 윤활유 역할을 한다. 일반 뼈의 수분 함량은 20%인데 비해 연골에는 80%의 수분이 함유되어 있다.

연골이 손상을 입었을 때 연골 그 자체를 공급해주는 것이 어떻게 보면 더 합리적인 치료 방법이 될 수 있다.

"뼈에는 뼈가 좋다."는 말이 있듯이 뼈가 부러졌을 때 소뼈를 푹 고은 사골곰탕이 좋은 것은 소뼈에는 칼슘만이 아니고 콜라겐(collagen)성분을 많이 함유하고 있어 부러진 뼈를 잘 붙게 하기 때문이다.

필자가 류마티스 관절염을 앓고 있을 때 "관절염에는 눈 뜨지 않은 송아지가 좋다."는 말을 어머니가 어디서 듣고, 아는 수의사에게 특별히 부탁해서 출산 때 죽은 송아지를 구해 먹은 적이 있다. 이것은 오히려 호랑이 뼈보다 더 좋은 효과가 있을 수 있다. 갓 태어난 포유동물은 뼈가 단단하지 않아서 연골에 콘드로이틴황산 성분이 많이 함유되어 있기 때문이다. 한두 마리가 아닌 몇 마리를 고아 먹었다면, 효과는 분명히 있었을 것이다. 그러나 지금은 콘드로이틴황산이 풍부하게 함유된 상어연골 제품이 나와 있기 때문에 그런 것까지 먹을 필요는 없다.

콘드로이틴황산은 연골 조직의 주요성분이므로 사람이 섭취했을 때 관절과 연골에 그 성분이 영향을 미쳐 연골을 부드럽게 하거나 연골의 파괴를 막는 작용을 하는 것으로 알려져 있다.

이에 관한 많은 연구결과들이 발표되어 있는데, 미국 유타의대의 클레그(Daniel O. Clegg) 교수의 연구에 의하면 6개월 이상 무릎 통증이 있었던 사람 1,583명을 대상으로 콘드로이틴황산을 하루 1.2g씩 24주 동안 섭취시킨 결과, 통증 상태가 개선되었다고 한다(2006년).

또 스위스 제네바의대의 쳄 가바이(Cem Gabay) 교수 연구팀의 연구보고서(2011년)에 따르면 손 퇴행성관절염을 진단받은 162명의 환자들을 두 그룹으로 나눠 콘드로이틴황산 또는 위약(僞藥)을 하루 800mg씩 6개월 동안 섭취하도록 했다. 그 결과 콘드로이틴황산을 섭취했던 사람들의 경우 손 부위의 통증이 크게 감소하였고, 조조강직(早朝强直) 증상도 눈에 띄게 완화되었다고 한다.

콘드로이틴황산은 다른 항염증제와 달리 장기간 섭취하더라도 독성 문제가 발생하지 않기 때문에 관절염 환자들이 안심하고 섭취할 수 있는 물질 중의 하나이다.

13 명현반응

1. 명현반응(瞑眩反應)이란?

　명현반응(瞑眩反應, 명현현상)은 질환의 상태를 더 좋게 하기 위한 호전반응이라고 생각하면 된다. 한의학에서는 명현반응에 대해서 투약하여 치유되는 과정에서 일정 기간 증상이 더 심해지거나 다른 증세가 유발되었다가 점차 완쾌되는 것을 말한다.

　침이나 뜸을 뜨고 나면 몸이 피곤하고 심하면 몸살이 나는 것같이 아프다. 이것은 한방 치료에만 해당되는 것이 아니라 지압을 받고 난 뒤에도 올 수 있는 현상이다. 처음에는 시원하고 상쾌한 기분이 들어도 며칠 뒤에는 몸의 기능이 더 나빠지는 것 같은 반응이 오기도 한다.

　토사곽란(吐瀉癨亂, 급성위장병)을 치료하는 한약 중에는 복용 후에 도리어 더 심하게 구토하고 설사까지 하고 나서 증상이 가라앉는데 이런 현상도 명현반응이다.

　단순 영양학적인 식품을 섭취했을 때는 이러한 반응을 못 느껴도 기능성 식품을 섭취했을 때는 명현반응을 느끼는 경우가 많다.

화분을 섭취했을 때 명현반응이 오는 사람은 5%도 되지 않고, 오더라도 가볍게 온다. 그러나 프로폴리스나 키토산제품을 섭취하면 80% 이상의 사람에게서 명현반응이 나타난다.

질환마다 오는 반응들이 각각 다르지만, 대개가 아픈 부위의 통증이 더 심해지고, 몸이 나른해지면서 더 피곤해진다. 장이 나쁜 사람은 일시적으로 설사가 더 심해지기도 하고, 변비가 있는 사람은 변이 더 굳어져 변통이 더 심해질 수도 있다. 알레르기가 있는 사람은 콧물을 더 흘린다거나 재채기를 더 할 수도 있다. 신경통이나 관절염이 있는 사람은 그 부위에 더 심한 통증을 느낀다. 그리고 안 아프던 관절까지 아플 수 있다. 간이 나쁜 사람들 중에는 소변이 황토색같이 누렇게 나오기도 한다. 명현반응은 몇 가지 질환에만 국한된 것이 아니라 만성화된 질병이면 어떤 병이든 다 올 수 있다.

명현반응이 일어나는 것은 혈액순환이 잘되지 않던 모세혈관이 확장되면서 혈액순환을 잘 시키기 위한 촉진작용으로 오는 수도 있고, 체내에 있던 독소가 분해되거나 독소의 이동현상이 있어도 오게 된다. 산성체액에서 알칼리성체액으로 바뀔 때도 온다. 때로는 통증보다는 몸이 나른하면서 가벼운 피곤을 느끼기도 한다.

당뇨 환자는 혈당 수치가 갑자기 올라가기도 하고, 류마티스 관절염 환자는 아프던 부위가 더 아프기도 하지만, 보통 4~6일에서 길어도 7~8일 지속된다. 이것이 한 번 지나감으로써 병이 깨끗하게 낫느냐 하면 그렇지는 않다. 신경통이나 오십견 같은 근육질환은 한 번 명현반응이 왔으면 그것으로 바로 나을 수도 있지만, 관절염 같은 관절질환은 명현반응이 수차례 되풀이되면서 점진적으로 약해지고, 시간도 짧아진다.

　명현반응이 왔으면 낫기 위한 반응으로 여기고, 가벼운 것은 진통제로 이겨내려고 하지 말고 스스로 견디며 이겨내는 것이 좋다. 심하면 기능성 식품의 섭취량을 줄이거나 며칠 쉬었다가 섭취하면 몸이 한결 가벼워졌음을 느낄 수 있다. 몸이 가벼워졌다는 것은 체내독소가 많이 배출되었다는 것이다. 몸이 항상 무거운 사람은 몸이 먼저 가벼워지지 않고서는 그 병을 고칠 수 없다.

　병이 나으면 모든 것이 해결되지만, 만성병은 쉽게 해결되는 병이 아니다. 전투에서 몇 번 패했다고 해서 바로 항복하는 군대는 없다. 보급로와 통신이 끊어지고, 탄약도 바닥나고, 적에게 완전포위 되었을 때 최후의 수단으로 항복하듯이 우리 몸의 질병도 독소라는 공급원이 차단되고, 여기에 서로 연결되어 있던 연결고리가 끊어지고, 완전 포위상태가 되었을 때 병세가 호전되고 염증이 완화되면서 통증도 줄어든다.

　모든 만성병은 통증이 먼저 없어지면서 병이 바로 낫는 것이 아니고, 먼저 피로독소가 없어지면서 통증이 완화된 후에야 병이 낫는다.

　키토산이나 프로폴리스제품을 섭취하면 관절염 환자에게는 2~3일 만에 바로 명현반응이 올 수도 있고, 1개월 뒤에 오는 수도 있다. 빨리 오는 사람일수록 혈액이 탁하거나 결합조직이 더욱 나빠져 있는 사람이다.

2. 명현반응과 오인

1) 명현반응

몸의 기능이 많이 좋아지는 상태에서 부작용이 있는 약을 복용하고는 도리어 몸을 망치게 되었다는 이야기를 우리 주위에서도 간혹 들을 수 있다. 부작용은 누구나 두려워한다.

부작용은 몸을 좋게 하는 것이 아니라 악화시키지만, 호전반응(好轉反應)은 글자 그대로 병이 치유되어가는 과정에서 일시적으로 다른 증세가 유발되는 것이므로 오히려 반겨야 할 현상이다.

명현반응과 부작용은 유사한 점들이 많아서 때로는 구별하기가 어려울 때도 있다.

① 몸이 나른하면서 가벼운 피곤을 느낀다.
② 약한 부위의 통증이 더 심해진다.
③ 아프지 않았던 부위까지 붓고 아픈 증세가 나타난다.
④ 갑자기 변비가 생기기도 하고, 배가 아프면서 설사를 하기도 한다.
⑤ 얼굴에는 약간의 발열이 있고, 여드름이 있는 사람은 더 생긴다.
⑥ 배가 아프면서 발열이 있고 때로는 구토까지 한다.
⑦ 소변의 색이 맑아지기도 하고 때로는 탁해지기도 한다.
⑧ 고혈압이나 당뇨가 있는 사람은 머리가 아프기도 하고 어지러움 같은 빈혈 증세가 온다.

명현반응은 항상 동일하게 나타나지 않고 기능성에 따라 차이가 있다. 기능성 식품을 먹었을 때 더 아프거나 아프지 않았던 부위까지 아프면 그것은 혈액순환이 잘 되지 않던 곳에 혈액순환을 촉진하기 위한 반응이다. 이러한 반응은 플라보노이드(flavonoid) 성분이 많이 들어 있는 프로폴리스나 홍화씨유를 섭취해서도 올 수 있다. 양을 줄이거나 하루나 이틀 쉬었다가 먹으면 그 증세는 없어진다.

변비가 더 심해지거나 갑자기 설사를 하는 것은 정장작용(整腸作用: 장을 튼튼히 하는 작용)을 하는 섬유질이 많거나, 이완작용(弛緩作用)을 하는 알로에, 어성초, 키토산에서 올 수 있다.

몸이 나른하고 쉬고 싶을 정도로 피곤해지는 것은 탁해진 혈액이 맑아지거나 혈액순환이 촉진되는 과정에서 올 수 있다. 알칼리성식품인 키토산이나 혈액순환이 잘 되는 프로폴리스를 섭취했을 때 이러한 반응들이 잘 온다.

소변이 맑아지거나 탁해지는 현상은 이뇨작용(利尿作用)이 강한 어성초 제품에서 올 수 있다.

2) 명현반응은 증세에 따라 반복

"이것을 드시면 80% 정도는 명현반응이 올 수 있습니다."라고 했을 때 명현반응이 오지 않으면 잘못 먹은 것으로 오인하는 사람이 있는가 하면, 그 반응을 몹시 두려워하는 사람도 있다.

프로폴리스에서는 강한 혈액순환촉진작용이 있고, 키토산은 염증을 잡는 과정에서 염증 부위를 자극하기 때문에 80% 정도는 명현반응이 온다.

명현이 오면 약한 부위가 더 아프고 아프지 않던 곳에도 간혹 통증이 올 수 있다. 아프지 않던 곳이 아픈 것은 그곳이 몹시 나쁜 상태여서 그대로 내버려 두면 곧 아플 부위이기 때문이다. 그 부위를 좋게 하기 위한 반응이므로 두렵게 여길 필요는 없다. 도리어 반가

워해야 한다. 자신의 몸이 얼마나 좋지 않다는 것을 미리 알려주는 신호이고, 그 속에는 진통제 성분이 들어 있지 않다는 것을 확인시켜 주는 증거다.

명현반응은 한 번 오면 다시 안 오는 것으로 아는 사람들이 많지만, 증세에 따라 한 번 올 수도 있고, 7~10회까지 되풀이될 수도 있다. 류마티스 관절염이나 디스크 같은 질병은 한 번에 나을 수 없기 때문에 수차례 반복된다. 그런 반응이 올 때마다 느끼는 것은 처음 올 때보다 조금씩 약해진다는 것이다. 통증만 약해지는 것이 아니라 아픈 기간도 짧아진다.

명의(名醫) 가운데는 "병은 통증이 있어야 낫는다."는 말도 했다. 이 말은 우리가 명심해야 할 말이다. 몸살이 났을 때 땀을 흘리고 나면 몸이 한결 가뿐해진다. 몸살에서 온 근육통이 지나고 나면 병이 나은 것 같은 시원함이 있고, 몸이 가벼워진 느낌이 온다. 이것은 본인만이 느낄 수 있는 기쁨이다.

그렇다고 명현반응을 무조건 좋은 것으로만 여기고 통증이 더 심해졌는데도 제품의 섭취량을 줄이지 않고 그대로 먹는 것은 좋지 않다. 그때는 섭취량을 줄였다가 명현반응이 지나가고 나면 다시 원래의 양대로 섭취하면 된다. 이런 제품은 자신의 몸 상태에 맞춰서 양을 늘리거나 줄여야 한다.

정해진 섭취량의 3분의 2를 섭취했을 때는 치료 효과를 얻을 수 있지만, 3분의 1을 섭취했을 때는 치료용이 아닌 예방용이 된다.

질병이 없는 사람이 건강식으로 섭취하고자 할 때는 치료용량의 절반이나 3분의 1만 섭취하면 된다.

기능성 식품은 병이 없는 사람이 적은 양으로 장기간 먹으면 몸의 기능을 더욱 좋게 하지만, 약은 장복하면 할수록 몸에 해가 생긴다. 병이 없는 사람은 아예 복용할 필요가 없는 것이 약이다. 약은 잘 사용할 때는 치료제이지만, 잘못 사용할 때는 독이 된다.

14 체험기

1. 필자의 류마티스 관절염 투병기

 필자가 부산에 있는 메리놀병원에서 류마티스 관절염이란 진단을 받은 것은 1961년 봄이었다. 병원에 입원해 있을 때 5.16 군사정변이 일어났으므로 어느 해보다 잘 기억하고 있다.

 처음 류마티스 관절염이란 진단을 받았을 때는 발병하면 다 죽는 것으로 알았던 폐결핵도 의학의 발달로 쉽게 고치는 시대가 되었는데 관절염쯤은 어렵지 않게 낫게 될 것으로 속단도 했다. 그럴 수밖에 없었던 것은 지금은 암이 가장 무서운 병이지만, 그 당시 가장 무서운 병은 결핵이었다. 그런 결핵도 고칠 수 있게 되었으므로 현대의학이 모든 병을 다 해결해 줄 것으로 생각했다.

 그러나 6개월이 지나도 병세는 더욱 악화되기만 했다. 치료를 받아도 받는 그날뿐이었고, 하룻밤만 지나면 다시 아프기 시작했다. 그제야 류마티스 관절염은 완치가 어려운 병이란 것을 조금이나마 알게 되었다.

양쪽 무릎 관절에서 오는 고통은 흡사 자귀로 뼛조각을 깎아내는 것 같이 아프다 보니 이런 고통에서 살기보다는 차라리 절단해 버리는 것이 낫겠다는 생각까지 들었다. 그러나 양쪽 무릎 관절만 아플 때는 그런 생각도 했지만, 양 팔목·양 팔꿈치 등 여섯 군데가 다발성으로 아프기 시작하고부터는 그런 생각도 없어졌다. 그 대신 '내가 왜 이 세상에 태어났는가? 차라리 태어나지 않았더라면 이런 고통을 겪지 않았을 것인데' 하고, 나를 낳아 준 부모가 한없이 원망스럽기만 했다.

어머니는 소녀 시절에 류마티스 관절염을 앓아오다 6개월간 뜸을 뜨고 나으셨다. 어머니가 관절염을 앓지 않았다면 자식인 나도 앓지 않았을 거라는 생각 때문에 어머니에 대한 원망이 날이 갈수록 더해만 갔다. 그러다 보니 어머니가 하는 위안의 말에도 무조건 반발심만 생겼고, 어머니가 곁에만 있어도 통증은 한결 더해 왔다. 보기 싫은 사람 만나면 머리가 아프다는 이야기를 충분히 이해할 수 있었다. 그 당시 류마티스 관절염이 희귀병이 아니었다면 그런 생각은 하지 않았을 것이다.

병 치료를 위해 이름 있는 병원, 한의원은 다 찾아다녔고, 호랑이뼈, 노루뼈, 말뼈 외에 좋다는 뼈들은 다 구해 먹었다. 지금 생각하면 모두가 어리석은 행동이었다. 호랑이뼈나 말뼈가 일반 동물의 뼈에 비해 강도가 높은 것은 사실이다. 이것은 양질의 칼슘을 더 함유하고 있기 때문이다. 그렇다 해서 이런 뼈들이 염증이 있는 관절염까지 낫게 할 수는 없다.

조선시대의 대표 의서(醫書)인 『동의보감』에는 역절풍(歷節風,

류마티스 관절염)에 호랑이 뼈에 백화사육(白花蛇肉, 살무사 뱀), 천마, 방풍, 쇠무릎(우슬) 등을 첨가한 '호골산(虎骨散)'이나 호랑이 정강이뼈(虎脛骨)에 몰약(沒藥)을 첨가한 '가감호골산(加減虎骨散)'이 치료제라고 하였지만, 실제로 관절염에 효과가 있는지는 의문이다. 호랑이뼈에 한약을 가미한 고가의 술까지 먹었지만 아무 효과를 얻지 못했다.

　필자가 제일 먹기 어려웠던 것은 '똥술'이었다. 대나무 마디에 작은 구멍을 내어 솔잎으로 틀어막은 뒤 추를 달아 재래식 변소에 6개월간 넣어두었다 건져내면 마디 속에는 노란 똥물이 80% 정도 고여있었다. 이것을 마실 때는 한 사람이 등 뒤에서 두드려 토하지 않게 하고, 물 한 바가지와 왕사탕까지 옆에 두고 마셨지만, 마시고 나면 구역질이 나왔고 입안에서 나는 인분 냄새는 양치질을 두 번씩이나 해도 없어지지 않았다. 아침에 먹으면 저녁 늦게까지 입에서 냄새가 나는 것 같았다. 그래도 병을 낫게만 한다면 이보다 더한 송장물이라도 마실 수 있다는 생각까지 한 것은 고통이 너무 심했기 때문이다.

　잠을 이룰 수 없을 정도로 가해지는 고통에서 벗어나는 길은 죽음밖에 없다는 생각이 들었다. 그동안 조금씩 모아 두었던 수면제를 한꺼번에 먹으려고 했을 때 '내 영혼은 어떻게 될 것인가? 죽으면 천국이나 지옥 어느 한 곳에는 가야 하는데 이 세상에서 이렇게 고생하다가 다시 지옥에 가야 할 것인가? 그리고 어머니는 정신이상자가 되어 거리를 헤매지는 않을까? 어머니는 30세에 홀로 되어 자식 하나에 모든 기대를 걸고 살아왔는데 그 아들이 그냥 죽은 것도 아니고, 자살했으니 그렇게 되고도 남을 것이다.' 여기에까지 생각이 이르자 눈에서는 하염없는 눈물만 흐르고 차마 수면제를 먹을 수 없었다.

어릴 때 할아버지가 들려주었던 이야기 중에 이런 이야기가 있었다. "한 젊은이가 나병 환자(癩病患者)라는 것이 밝혀지자 살던 마을에서 쫓겨나고, 이웃 마을에서도 쫓겨나 결국 깊은 산골에 들어가 뱀과 개구리를 잡아먹고 약초를 캐 먹으면서 3년간 그 생활을 하였더니 나병이 깨끗이 나아서 자기를 알지 못하는 먼 곳에 가서 잘살게 되었다."는 이야기였다.

지금은 그 이야기를 믿지 않지만, 그 당시는 믿어졌던 이야기였다. 류마티스 관절염은 그래도 나병보다는 고치기 쉬운 병이 아닌가? 나도 그런 생활을 하면 나을 것이라는 생각이 들었다. 그래서 1963년에 지리산 무인지경에 들어가 2년 반 동안 뱀을 잡아먹고 약초를 캐 먹는 생활을 했다. 그런 생활을 하는 가운데 우울증이 없어졌고, 병세는 다소 호전되기 시작했다.

그곳에서 사람을 만나지 않고, 신문 보지 않고, 라디오를 듣지 않는 삼무(三無)생활을 하면서 많은 책을 읽었다. 6개월까지는 내 병을 위해서만 기도했지만, 6개월이 지나고부터는 나 자신의 병보다는 민족과 나라를 위해 기도했다. '내가 잘되기보다 나라가 잘될 때 나도 잘된다.'는 순수하고도 깨끗한 심성을 갖게 되었다. 국가가 내 피를 원한다면 한 방울의 피도 아끼지 않고 다 내어 놓겠다는 뜨거운 애국심도 가졌다. 신문을 보고 라디오를 들었다면 비판의식 때문에 그러한 생각은 갖지 못했을 것이다. 그래서 그때의 생활은 '무공해 인간생활' 이었고, '무공해 인성대학' 에서 받은 수업기간이었다. 이 학교의 학장은 하나님이었고 교수는 성령님이었다. 우수한 성적으로 2년 반 만에 인성대학을 졸업했지만, 인정해 주는 사람은 지금까지 아무도 없다. 그러나 증명할 수 있는 것은 공식적인 리포트 한 장 써보지 못한 사람이 건강에 관한 책을 몇 권이나 저술했다는 것이다. 이런 책은 대학원을 나와도 쉽게 쓸 수 없는 책들이다.

구약성경에 나오는 아모스(Amos)서를 읽을 때마다 힘을 얻곤 했다. 이스라엘은 혈통이나 가문을 중요시했기 때문에 어느 선지서이든 첫 장을 보면 어느 왕 시대, 누구의 손자, 누구의 아들이라는 것이 나오는데 아모스에 관해서는 그러한 언급이 없다. 단지 그의 고향만 기록되어 있다. "드고아 목자 중 아모스가 이스라엘에 대하여 이상으로 받은 말씀이라(아모스 1:1)"고만 했다.

아모스는 토양이 척박한 드고아 지방의 가문도 없는 집안 출신에다 가난한 목자로 일하고 있었지만, 하나님은 그를 선지자로 선택했다.

아모스가 하나님의 심판과 이스라엘의 멸망에 대해 예언하다 보니 제사장 아마샤가 이스라엘 선지자로 있지 말고 적대국인 남쪽 유다 땅으로 도망가서 거기서 예언하라고 했을 때, "나는 선지자가 아니며 선지자의 아들도 아니라 나는 목자요 뽕나무를 재배하는 자(아모스 7:14)"라고 고백했다.

'하나님! 저는 학자도 아니고 학자의 아들도 아닙니다. 농촌에 들어가 중학교에 가지 못한 청소년을 가르치면서 농촌에서도 도시 못지않게 잘 살 수 있다는 것을 그들에게 보여주고, 하나님 말씀도 전하려 합니다. 하나님! 저는 배우지 못해서 사회에 나가서는 아무 일도 할 수 없는 사람입니다. 그러나 하나님께서 저를 필요로 하시면 사용해 주십시오.' 매일 밤 바위에 올라가 쏟아질 것 같은 별을 가슴에 안고 기도했지만, 내 신세는 너무나 초라했다. 만 2년 반 동안 그러한 기도를 한 뒤 외가가 있는 경북 영천으로 가게 되었다.

몇몇 아이들을 모아 놓고 가르쳤지만, 거기에도 대학 졸업장이 필요했다. 학생이나 학부모가 그것을 원했다. 병든 몸이지만, 학부모들의 눈치를 봐가면서 살 것이 아니라 농업지식을 갖춘 농민이 되자는 뜻에서 농업서적을 탐독하기 시작했다. 여기에 하나님의 큰 뜻이 있었지만 그 당시에는 전혀 알지 못했다.

시골에서 양봉과 양잠을 시작했던 것이 바탕이 되어 11년 만에 300평의 대지 위에 마을에서 가장 좋은 집을 지을 수 있었고, 15년째는 마을에서 부자 소리도 듣게 되었다. 이것도 건강한 몸으로 이룩한 것이 아니라 병든 몸으로 이룩한 것이므로 더욱 값진 것이었다.

그러나 호사다마(好事多魔)라 할까. 이때 둘째아들이 류마티스 관절염을 앓게 되었다. '하나님 너무하십니다. 제가 지금 이 병으로 고생하고 있는데 아들까지 이 병을 앓게 하면 어떻게 됩니까? 하나님! 너무 무정하지 않습니까? 제가 가질 수 있다면 아들의 병까지 다 갖겠습니다. 제발 아들의 병만은 낫게 하여 주십시오.' 하고 기도를 하는 가운데 마음에 와닿은 세미한 음성이 있었다. '네가 한 번 공부해 보아라.' 이것도 한 번이 아니고 기도할 때마다 되풀이되다 보니 성령이 내 마음속에서 역사하는 것으로 받아들였다.

그동안 여러 분야의 책을 많이 읽었지만, 건강에 관한 책은 읽지 않았다. 병은 의사가 고치고, 약으로 고친다는 관념이 너무 강했기 때문에 스스로 공부해서 고쳐 보겠다는 생각은 추호도 없었다. 아들까지 관절염을 앓게 되자 나의 병은 오래되어 고치지 못하겠지만 발병된 지 오래되지 않은 아들의 병만은 혹 고칠 수 있을지도 모른다는 막연한 생각도 갖게 되어 그때부터 건강서적을 탐독하기 시작했다.

지금 대형서점에는 건강서적만 수백 권씩 꽂혀 있지만, 그 당시 대구에 있는 대형서점에도 건강서적은 열 권 정도밖에 없었다. 병이 많지 않던 시절이라 암이나 당뇨서적도 없었다. 90년도 후반부터 병이 많아지면서 건강서적도 쏟아질 정도로 많이 출간되고 있다.

몇 권의 책으로는 성이 차지 않아 부산의 보수동 헌책방골목과 서울 동대문의 헌책방을 뒤지면서 수십 권의 책을 더 구입했다. 이렇게 구입한 책 중에는 귀한 책도 있었다. 이 책을 읽는 가운데 공통점 한 가지를 발견했다. '토양과 인체는 동일하다.'는 사실이었다. 이것은 건강서적 한 곳에서 얻은 것이 아니고, 수십 권의 농업서적에서 얻은 지식과 20년간 영농에서 얻은 경험들을 결부시켰을 때 얻어진 것이다.

토양을 좋게 하는 것은 화학비료나 농약이 아니고 퇴비이다. 우리 몸을 좋게 하는 것도 화학비료 같은 인스턴트식품이나 농약과 같은 약이 아니라 퇴비와 같은 영양소라는 것을 알았다. 그리고 토양은 배수가 잘되어야 한다. 배수가 잘된다는 것은 몸에서 독소배출이 잘된다는 뜻이다. 독소배출이 잘되면 피는 자연히 맑아진다. 피가 맑아졌을 때 세포 구석구석까지 영양공급이 잘 되어 어떤 병이든 이길 힘을 갖게 된다.

'이 원리를 인체에 적용해보자. 그러면 건강에 다소 도움이 되지 않을까?' 하는 막연한 생각을 가지고 시작했던 것이 병을 낫게 하는 위력까지 있었다. 아들은 6개월 만에, 필자는 1년 만에 바벨론 성벽보다 더 견고하다고 여겼던 류마티스 관절염의 아성(牙城)에서-그것도 21년간 앓아오던 그 고통에서-벗어나게 되었다. 편지 세 장도 쓰기 힘들었던 팔이 하루에 수십 장의 원고를 쓸 수 있게 되었다는 것은 감격 중에도 너무나 큰 감격이었다.

건강을 되찾았을 때 '토양이 나빠지면 환자는 더욱 늘어날 것이다. 나 자신이 아모스와 같은 건강의 선지자가 되어 보자.'는 뜻에서 리포트 한 장 써보지 못한 사람이 3년(겨울 동안만)의 각고 끝에 1986년 시대가 바뀌어도 변하지 않을 건강지침서인 『건강으로 가는 길』을 출간하게 되었다.

하나님이 아모스에게 준 말씀 가운데는 이런 말씀이 있다.

"내가 기근을 땅에 보내리니 양식이 없어 주림이 아니며 물이 없어 갈함이 아니요 여호와의 말씀을 듣지 못한 기갈이라(아모스 8:11)"

이 말씀이 필자에게는 '내가 질병을 땅에 보내리니 의사가 없어 치료를 받지 못함이 아니며 병원이 없어 입원을 못함도 아니요 여호와의 참된 건강법을 듣지 못해 질병을 앓음이라'는 말로 들렸다.

아모스가 선지자가 되기 전의 직업은 양을 치는 목자였고, 뽕나무를 재배하는 농부였기 때문에 백성들에게 알려진 바 없었다. 필자 역시 벌을 치는 양봉가였고, 누에를 치던 농민이어서 필자를 아는 사람은 지역 주민 외에는 없었다. 직업과 인지도에서는 아모스와 유사성이 있다.

아모스는 나라를 위해 염려하면서 종교지도자들의 부패성과 사회의 부패를 지적하면서 하나님 앞으로 돌아올 것을 외쳤다. 필자는 지금 병든 토양을 살리고, 정백식을 탈피해야 국민이 건강할 수 있다는 것을 외치고 있다. 두 사람의 외침에는 국민과 국가를 위한다는 공통점이 있다.

그 당시 아모스 선지자의 외침에는 큰 반응이 없었고, 필자의 글에도 큰 반응이 없었다. 만일 이 책이 반향(反響)을 일으킨다면 국민의 질병을 많이 줄일 수 있는 것은 분명한 사실이다.

백운리 먹바위골(경남 산청군 단성면 백운리)을 떠나올 때 '하나님, 제가 건강을 다시 찾을 수 있다면 야곱이 벧엘을 찾았듯이 저 역시 이곳 바위에 다시 찾아와서 엎드리겠습니다. 그러나 그것은 불가능으로 보입니다. 그렇지만, 하나님께서는 불가능이 없습니다. 불가능이 없으신 하나님! 이곳에 다시 엎드려 기도할 수 있는 은혜를 베풀어 주십시오.' 하고 눈물을 흘리면서 떠나왔던 그곳을 21년 만에 다시 찾을 수 있는 은혜를 하나님은 베풀어 주셨다.

책이 출간될 때마다 그곳 바위에 엎드려 '이곳에서 기도하던 김해용이 다시 찾아왔습니다.' 하고 감사의 기도를 드린 것이 8번이나 되었다. 이것을 하나님께서 크게 기뻐하신 것으로 안다. 인간도 은혜를 배반하지 않고 찾아주는 자를 크게 반기듯이 하나님도 그때마다 더 큰 은혜로 채워 주셨다.

대학도 가지 못한 제가 앞으로 무엇을 하겠습니까? 하고 기도하였던 나를 하나님께서는 질병을 통해 높여 주셨다.

아모스 선지자는 이스라엘이 하나님 앞으로 돌아오지 않으면 망할 것임을 예언하였지만, 필자는 지금 병든 토양을 살리지 않고 거기에다 껍질음식까지 외면하면 의과대학과 병원을 아무리 많이 세워도 늘어나는 환자를 감당할 수 없다는 것을 외치고 있다(구체적인 내용은 『건강으로 가는 길』, 『무공해 인간의 목소리』 참조). 하나님께서는 이 못난 사람에게 이것을 외치게 하려고 질병이란 고통을 준 것으로 여기고, 류마티스 관절염 앓았던 것을 오히려 감사히 생각한다.

2. 류마티스 관절염 체험기

양 은 주
(전북 익산시 영등동 제일2차APT ○○○동 ○○○호)

　1996년은 질병 때문에 잊을 수 없는 해였다. 그해 봄부터 부단히 양쪽 팔꿈치가 아프기 시작했다. 얼마 전에 시장에 갔다 오면서 무거운 것을 들어서 그런지도 모른다는 생각을 하면서 곧 괜찮겠지 했는데 그렇게 쉽게 풀리지 않았다. 시일이 지나면서 더 심해 왔다.
　손가락 마디마디가 아프더니 발가락 마디까지 아파지자 이것이 가벼운 병이 아니라는 것을 알았다.
　익산에 있는 ○○대학병원에 가서 혈액검사를 하니 류마티스 관절염이라는 진단을 받았다.
　○○대학한방병원에서 금침을 맞고 한약을 2개월간 복용하니 병은 다소 호전되었지만, 소화가 덜 되면서 식욕이 없어졌다. 그러자 체중이 5kg이나 감량되었다.
　발병 후 4개월이 지나자 다른 관절까지 아파졌으며 아픈 관절마다 부어올랐다. 특히 아침저녁으로 오는 고통이 너무 컸고, 아침에 일어나는 것이 너무 힘들어 방바닥에서 기기도 했다.
　하루는 담당의사에게 언제까지 치료를 받아야 완치될 수 있습니까? 하고 물었더니 외국에서나 국내에서도 아직 완치시킬 수 있는 치료법이 없다고 할 때 내게는 절망에 가까운 말이었다. 하나님께 치료의 길을 달라고 애원의 기도를 하면서도 때로는 낙심되기도 했다. 그러면서도 하나님께서 고쳐 주실 것이라는 희망만은 버리지 않고 있었다.
　96년 어느 가을, 그날도 병원에 갔다 와서 평소 잘 듣지 않던 라디오를 틀었는데 CBS의 「새롭게 하소서」라는 프로에서 관절염을 앓앉던 사람의 신앙 체험이 나올 때 나도 저분과 같이 고생하지 않을까? 하는 생각이 들기도 했고, 저분이 나았다면 나도 고칠 수 있을 것이라는 한 가닥의 희망이 보이기도 했다.

방송국에 연락해서 김해용 선생님의 전화번호를 알아내었다. 부산에 가서 김 선생님의 상담을 받고 싶어, 부산에 있는 친구의 도움으로 쉽게 찾아갔다.

김 선생님과 이야기하는 가운데 고칠 수 있다는 확신이 들었다. 동행했던 친구의 언니도 관절염으로 한약을 먹고 있지만, 내가 나으면 언니에게 권하겠다고 했다. 부산여행이 내 몸에는 너무 무리여서 당일에는 못 오고 이틀을 쉬고서야 집에 올 수 있었다.

2개월을 먹고 나니 관절이 부드러워지고, 아침에 일어나기조차 힘겹던 몸이 한결 가벼워져 통증이 완화되었다고 친구에게 말하니 친구의 언니도 찾아갔다. 그 언니는 몇 군데 아프던 관절염이 6개월 만에 완치되었다고 했다.

6개월째 섭취했을 때는 거의 완치 단계에 있었고, 1년간 섭취로 완치되어 지금은 활기찬 삶을 살고 있다.

내가 나은 것을 보고 섭취한 사람들이 몇 명 있었는데, 그분들도 모두 효과를 보았다.

이후 김 선생님은 염증을 잡아 주어야 낫는다는 것을 알게 되어 거기에 맞춰 제품을 개발했는데 그 효과는 더 뛰어나다고 했다.

그러한 제품이면 외국에는 수출할 수 있는 제품이 되지 않을까 하는 생각이 들었다.

외국에도 류마티스 관절염으로 고생하는 사람이 많은 것으로 알고 있기 때문이다.

3. 잠을 이룰 수 없던 고통에서 해방

황 성 자
(서울시 동대문구 이문3동 45 대우APT ○○○동 ○○○○호)

저는 서울에 사는 황성자라는 주부입니다. 제가 선생님을 처음 알게 된 것은 1990년 『건강으로 가는 길』이란 책을 접하고서입니다. 그 책의 글자는 한자라도 놓치지 않겠다는 생각에 아주 꼼꼼히 읽었습니다. 그때가 벌써 10년이 되었습니다.

제가 처음 류마티스 관절염이란 진단을 받았을 때는 이 병이 그렇게 무서운 병일 줄은 몰랐습니다. 나 자신이 힘들게 생활해서 얻게 된 병이므로 좀 쉬면 낫겠지 하고, 대수롭지 않게 여겼습니다. 그러나 이 병은 그러한 병이 아니라는 것을 얼마 지나지 않아 알게 되었습니다.

처음 발병은 오른쪽 복사뼈 부근이 부으면서 통증이 왔습니다. 그것이 점차 심해지면서 양쪽 무릎까지 붓고 아플 때는 잠을 이룰 수 없을 정도로 고통이 너무 심했습니다.

면목동에 있는 ○○병원에 입원해 치료를 받는 중에 한 친구로부터 김해용 선생님이 쓴 『건강으로 가는 길』을 구입해 보라는 부탁이 있어서 그 책을 통해 선생님을 알게 되었습니다.

양쪽 다리 관절이 벌겋게 붓고, 움직이지 못하는 상태에서 입원했기 때문에 매일 주사를 맞고, 독한 약까지 먹게 되었습니다. 키는 155cm밖에 되지 않는데 체중은 갑자기 60kg이 넘게 늘었습니다. 살은 부은 살 같기도 해서 내 얼굴을 내가 보아도 놀랄 정도였습니다.

이때 김 선생님을 알게 되었고, 「두리원」의 '등다래'와 화분제품을 같이 섭취하게 되었습니다. 이것을 먹고 명현반응(호전반응)이

와서 통증이 더 심할 때는 한 번씩 빼고 두 번씩 먹다가 세 번씩 먹게 되었습니다.

4개월 동안 열심히 섭취하니 통증이 많이 줄어졌고, 관절의 부기와 몸의 부기도 빠지기 시작했습니다. 그때부터 복용량을 줄였던 신약도 완전히 끊고, 「두리원」 제품만 먹었습니다. 몸은 점차 좋아져 날아갈 듯이 가뿐해지고, 통증도 없어졌습니다. 1년을 섭취하고서 완치되었다는 것을 알 수 있었습니다.

그 이후 10년간은 아무 탈 없이 건강하게 잘 지냈습니다. 오십 대 중반이 넘어서고 폐경이 오자 무릎이 시리고, 선풍기 바람도 싫어졌습니다. 그러자 관절에서 통증이 서서히 오기 시작했습니다.

관절이 아프니 두려운 생각이 들어 병원에 가서 진찰을 받았습니다. 다행히 류마티스 관절염이라는 병명은 나오지 않고 퇴행성관절염으로 진단이 나왔습니다. 퇴행성이란 진단을 받고 나니 이제는 내 몸도 늙고, 뼈도 늙었다는 생각이 들었습니다.

병원에서는 호르몬제를 맞으라는 권유가 있었지만, 선뜻 응하지 않았던 것은 호르몬제 주사를 맞으면 유방암 검사를 자주 해야 한다는 이야기를 어디에서 들은 적이 있었기 때문입니다. 솔직히 말해서 암 검사를 자주 해야 한다는데 용기가 나지 않았습니다.

정말 오랜만에 「두리원」에 전화를 하였더니 직원이 상세히 상담을 잘해 주었습니다.

지금은 두리원이 많이 성장하여 여러 가지 제품들이 개발되었다고 했습니다. 그중에서도 '류마-21'은 퇴행성관절염이나 갱년기에는 옛날과는 비교할 수 없을 정도로 좋은 제품이라 해서 '류마-21'과 화분제품인 '바이오폴렌'을 같이 섭취했습니다.

1개월을 넘어서니 명현반응도 없이 관절이 아주 좋아졌습니다. 2개월을 넘어서니 갱년기 여성들에게 잘 오는 권태감, 자신도 모르게 오는 짜증, 불만 이런 것도 없어졌습니다.

　저의 신앙도 더욱 좋아져서「두리원」을 알게 하여 주신 하나님께 진심으로 감사를 드렸습니다.

　저는 선생님의 저서를 다 읽었기 때문에 아픈 사람만 보면 선생님 책을 읽어 보라고 권유하고 있습니다.

　언젠가는 선생님과 직원들도 만나 고맙다고 인사드릴 날이 있을 것으로 여깁니다.

　두리원의 무궁한 발전을 기원합니다.

2000년 7월 10일
황성자 드림

4. 이 아픔의 고통에서

조 승 희
(전북 익산시 영등동 제일2차APT ○○○동 ○○○○호)

　저는 전라북도 익산에 사는 58세의 조승희입니다.

　원래 무릎관절염이 조금 있었지만, 생활에는 불편이 없었습니다. 92년에 식당 운영으로 힘든 일을 하게 되어 그때부터 온몸에 통증이 오기 시작했습니다. 처음에는 팔이 부서지는 것처럼 아프고 뒷목 뼈가 아파서 고개를 돌릴 수가 없었고, 입도 벌어지지 않아 음식물을 억지로 입안에 밀어 넣어도 씹을 수가 없었습니다.

발을 땅에 디딜 수가 없어 누워 있어야 했지만, 누워 있어도 통증 때문에 차라리 죽는 게 낫겠다는 생각마저 들었습니다.

그래서 여러 사람이 효과 보았다는 침술원에도 찾아가 보았지만, 저의 오그라든 손가락과 마디마디가 툭툭 불거진 손가락 상태를 보고는 본인의 의술로는 자신이 없다고 했습니다. 여러 병원과 한의원도 찾아가 보았지만, 역시 고개를 좌우로 흔들면서 오늘은 왔으니깐 물리치료나 받고 가라면서 치료를 안 해주었어요. 아픈 사람 낫게 하는 의사가 치료를 안 해줄 때는 환자의 처지에서는 너무나 답답하고 절망적이었습니다.

그래서 병원에 입원하여 치료까지 받았지만, 통증은 가시질 않아서 의사선생님이 다른 약을 따로 지어 주시면서 하얀 알약 일곱 개는 저녁에만 복용하라고 했습니다. 그 약을 먹고부터 통증은 가시고 입맛이 당기며 살이 찌기 시작했습니다. 그러나 약 먹는 시간이 한두 시간만 지나도 통증이 오면서 불안해졌기 때문에 어디에 가더라도 약은 생명처럼 꼭 챙겼습니다. 이 약은 오래 먹으면 안 좋다는 말이 있어서 한 알씩, 반 알씩 두 달 간격으로 줄였지만, 줄일 때마다 고통과 싸워야 했습니다. 그렇게 해서 98년 3월에 완전히 약을 끊게 되었습니다. 병이 나아서 끊은 게 아니고 통증이 조금이라도 견딜 만하여 안 먹었습니다.

다리도 절뚝거리면서 살살 걸어야 했고, 그릇 하나 씻을 수가 없고 하다못해 치약 뚜껑도 열 수 없었습니다.

한 번 누우면 내 몸이 그렇게 무거울 수가 없고, 일어나려면 팔목이 아프니깐 손을 바닥에 짚을 수가 없어서 태산같이 무거운 몸을 일으키려면 피눈물이 앞을 가렸습니다. 그래서 한 번씩 너무 견디기 어려울 때는 병원에 가서 주사도 맞고 약을 먹으면 한동안은 안 아파요. 의사선생님이 처방해주면서 "이 병은 현대의학으로 못 고치는 것을 알고 계시죠?" 저는 "네, 알고 있습니다." 이제는 절망도 실망도 않고 담담한 심정으로 대답했죠.

그러던 차에 같은 아파트에 사는 양은주 씨를 만나게 되었어요. 자기도 나와 똑같은 고생을 했다면서 김해용 선생님의 『건강으로 가는 길』, 『프로폴리스의 위력』이란 책자 두 권을 주면서 읽어보라고 하더군요. 선생님도 저와 똑같은 병으로 고생하셨고, 현대병은 탁한 피에서 오며, 체질개선을 해야만 모든 병이 낫는다고 말씀하신 것이 저에게는 굉장한 공감을 하게 했습니다. 그래서 선생님께 저의 상태를 말씀드렸더니 지금은 제품 연구가 많이 진행되어 전에는 1년 만에 완치되던 것이 이제는 6~7개월에도 완치가 된다고 했습니다. 그러나 저는 심하니까 일 년은 먹어야 할 것 같다면서 우선 두 달치를 부탁해 받았습니다.

저는 신념을 가지고 섭취했습니다. 한 열흘 섭취하니까 몸이 좀 가벼워지는 것 같았어요. 그러나 저의 병은 워낙 중병이라 성급한 느낌이겠지 하고 열심히 섭취했습니다. 그런데 지금은 먹은 지 50일이 되었는데 아주 좋아지고 있어요. 걸음도 절뚝거리지 않고 바로 걸어요. 양팔목이 붓고 열이 펄펄 나고 아팠는데, 왼쪽 팔목은 한 80%는 나아지고 있어요. 팔목도 돌릴 수 있고, 아침에 일어나면 주먹을 쥘 수가 없었는데, 이제는 일어나 주먹을 쥐면 조금 뻣뻣할 뿐입니다. 오른쪽 팔목도 부기가 많이 빠지고 통증도 덜합니다. 그리고 손가락 마디마디 불거진 것도 많이 가라앉고, 눌렀을 때 통증은 거의 없습니다. 오른손으로 머리를 빗을 수도 있어요. 전에는 조금만 움직여도 피로가 빨리 왔는데, 이제는 온종일 움직여도 눕지 않아도 됩니다. 그리고 제가 장이 약해서 정로환을 하루에 4알씩 먹었는데 이제는 정로환을 안 먹어도 장이 정상인 것 같아요.

김 선생님께 고맙고 깊은 감사의 말씀을 드려야 하는 제 감사의 표현이 짧은 글로서는 부족합니다. 거듭 감사드립니다. 그리고 선생님의 출판을 축하하면서 두서없는 글이나마 이만 줄이겠습니다.

1998년 11월 25일
조승희 올림

* 98년 12월 8일, 조승희 씨로부터 건강했을 때 가졌던 기분을 오늘 아침 수년 만에 처음으로 느꼈다는 전화를 받았다.

5. 류마티스 관절염에서 낫게 되다

이 미 형
(부산시 북구 금곡동 1108번지 주공APT ○○○동 ○○○호)

저는 부산 장전동 부산대학교 앞에서 이레 미용실을 운영하는 이미형이라고 합니다.

제가 류마티스 관절염을 언제부터 앓게 되었는지는 분명히 알 수 없지만, 처음 진단을 받은 것은 1998년 12월 26일입니다. 이날이 크리스마스 다음 날이었기 때문에 기억하고 있습니다. 그러나 이전부터 앓아오던 여러 질병으로 인해 하루하루가 제게는 모두 고통이었습니다.

제가 아홉 살에 심한 볼거리를 앓게 된 것 때문에 목에까지 이상이 왔습니다. 그 때문에 장장 6년이나 고생했습니다.

17세 때는 급성 위궤양으로 입에서 피를 마구 토하자, 수술 이외에는 다른 방법이 없다 하여 수혈을 받아가면서 세 시간이나 걸리는 대

수술을 받았습니다. 수술 이후에는 전보다 식사량이 조금 늘었지만, 몸은 항상 나쁜 상태에 있었습니다.

하나님을 알지 못하였던 19세 때는 고통과 어려움이 따르는 환경에서 살 바에야 차라리 죽는 것이 낫겠다는 생각이 들어 수면제를 다량 복용했습니다. 그러나 죽지 않았고, 이틀 만에 눈을 떴을 때는 소독약 냄새가 풍기는 병원의 병상 위였습니다. 이런 일로 인해 건강은 더욱 나빠졌습니다.

1년 뒤에는 2층 옥상에 청소하러 올라가다가 정신을 잃고 마당으로 떨어져 이틀간 의식을 잃기도 했습니다.

내 생명의 끈기는 눈 속에서도 푸른 잎을 잃지 않는 인동초(忍冬草)보다 더 강하다는 것을 느꼈습니다.

그 이후부터는 언제나 낙심과 좌절 속에서 살 것이 아니라, 여기에서 벗어나 새로운 삶을 개척해 보자고 마음먹고 결혼도 하고, 예수도 믿게 되었습니다. 부지런히 일하고 알뜰히 살면 모든 것이 해결될 줄 알고 몸도 돌보지 않고 일에만 전력을 다했습니다. 수출품 스웨터의 뜨개질, 수입품 행상 등 돈이 된다면 물불을 가리지 않고 일해 왔습니다. 부부가 열심히 일한 덕분에 가정형편은 나아졌지만, 몸은 더욱 나빠졌습니다. 밤만 되면 팔다리가 저리고 아려서 잠을 잘 수가 없었고, 때로는 팔이 내 몸에 붙은 지도 모를 정도로 감각이 둔해지기도 했습니다. 통증이 좀 심하면 약국에서 조제한 약을 먹고 미용실 일을 해왔습니다. 이때만 해도 류마티스에 대해서는 전혀 몰랐고, 단지 신경통으로만 생각해 왔습니다.

한 친구로부터 고향 후배가 류마티스를 앓으면서 화장실 가기도 어려웠었다는 이야기를 들었지만, 밤마다 아픈 이 병이 류마티스인지는 꿈에도 생각지 못했습니다.

  평소 일주일에 한두 번 하던 몸살이 98년 10월부터는 하루에도 한두 번씩 열이 펄펄 나고 갑자기 오한이 왔으며, 몸을 떨면서 따뜻한 이불 밑에 들어가도 손발은 여전히 시렸습니다.

  오른손 손가락 마디가 붓고 발목이 붓기 시작하자 너무 쑤시고 아려서, 산다는 그 자체가 고통이었습니다.

  이 병원, 저 병원을 찾아다니며 고통을 호소하는 가운데 모든 검사를 다 받았습니다. 그 결과 쓸개에 돌이 있어 염증이 생기는 담석증이 있고, 류마티스 염증 수치가 아주 높다는 진단도 받았습니다.

  류마티스 염증 수치가 높다고 할 때는 가슴이 메는 아픔이 있었고, 미용실을 운영하기가 힘이 들어 처분하려고 했습니다.

  1999년 1월 11일 담석 제거수술을 받고 난 후에도 팔다리에서 오는 통증은 여전했습니다. 이럴 때 기도 외에는 다른 방법이 없다는 생각이 들어 하나님께 열심히 기도하기 시작했습니다.

  "하나님, 저를 사랑하신다면 이 몸에 맞는 약을 주시든지 하나님께서 치료해 주세요. 류마티스 관절염은 의사도 불치의 병이라고 합니다. 하나님! 어찌할까요?" 하고 날마다 기도하던 중 1999년 1월 29일 자 국민일보에 실린 『염을 잡아야 류마티스(퇴행성) 관절염 낫는다』는 광고를 보고 전화를 했더니 두리원에서 책을 보내 주어서 그것을 단숨에 읽었습니다.

  20여 년간 류마티스를 앓았던 사람이 만든 제품을 먹으면 내 체질도 바뀌어 이 고통에서 벗어날 수도 있겠구나 하는 확신이 왔습니다. 지난 2월 1일부터 '류마-21'과 '바이오폴렌' 두 가지 제품을 먹었습니다.

한 달쯤 먹으니까 관절의 고통이 더 심해지고 무릎, 장딴지가 더 무거워졌습니다. "먹으면 더 좋아져야 하는데 왜 더 아픕니까?" 했더니 명현반응(호전반응) 때문에 일시적으로 오는 것으로 오래가지는 않을 거라고 했습니다. 순간순간 기복은 있었지만, 두 달이 되니 팔이 내 몸에 붙어 있다는 감각이 왔습니다.

피부 알레르기, 생리통, 치통(치주염), 만성피로, 혈액순환장애 등의 질환도 체질개선이 되면서 류마티스 관절염의 통증과 함께 점차 사라져 건강이 회복되었습니다. 지금은 내가 언제 류마티스 관절염을 앓았나 할 정도로 건강해졌습니다. 일전에 병원에 가서 검사하였더니 염증 수치도 정상이라고 했습니다.

수년간 고생하던 류마티스 관절염이 1년 만에 완치되고 나니 그 기쁨은 이루 말할 수 없습니다. 그래서 저처럼 체질개선이 필요한 사람이나 난치병으로 오랫동안 고통받는 분들에게 복음과 함께 두리원을 소개하고 있습니다.

그리고 두리원을 위해서 늘 기도합니다. "육신의 질병과 함께 영혼도 살리는 두리원이 되게 해달라고…."

감사합니다.

참고문헌

도 서 명	저 자	출판사명	출판연도
꿀벌과 벌통	Grout, Roy A 저 / 안재준, 이용빈 역	한국번역도서주식회사	1960
한방식료해전(漢方食療解典)	심상룡 저	창조사	1976
특수영양학(特殊營養學)	원재희, 유영희 공저	수학사	1980
젊음을 되찾는 기적의 비타민E	칼슨 웨이드 저 / 원태진 역	신앙출판사	1980
한국약품식물자원도감	육창수 저	진명출판사	1981
지금의 식생활로는 빨리 죽는다.	양달선 역	자연식동우회	1981
신경통 류마티즘	가정의학연구회 역	인문출판사	1983
한국양봉총람	한국양봉협회	한국양봉협회	1983
비타민 · 광물질영양학	김기남 저	향문사	1985
기초영양학	이혜수 저	교문사	1986
건강으로 가는 길	김해용 저	도서출판 두리원	1986
셀레늄과 성인병	增山吉成 저 / 원태진 역	도서출판 생명과학	1988
동의학 가정백과	강명호 外 6인 저 / 중앙과학기술통보사	푸른산	1990
천연치료법	송숙자 저	삼육대학 영양학과	1990
정형외과학	대한정형외과학회	대한정형외과학회	1991
약초의 성분과 이용	문관심 저 / 북한과학 · 백과사전출판사	일월서각	1991
한국민간요법대전	문화방송 편저	불후문고	1992
세포생물학	김영희 외 7명	아카데미서적	1992
동서의학백과	정희곤 저	세진사	1993
기초생화학	Larry G. Scheve 저 / 최진호 역	교문사	1993
환경과 건강	이창기 저	하서출판사	1993
어성초(삼백초과) 건강법	조규형 저	부림출판사	1993
동의보감(東醫寶鑑)		여강출판사	1994
천연항생물질 프로폴리스의 특성과 효용에 관한 고찰	박형기	한국양봉학회지, Vol.9 No.2	1994
콩 건강여행	권태완 저	성하출판사	1995
프로폴리스의 위력	김해용 저	도서출판 두리원	1996
키틴 · 키토산 건강법	김태덕 역	빛샘	1996

도 서 명	저 자	출판사명	출판연도
신비의 물질 프로폴리스의 생산 및 이용현황과 전망	박형기	한국양봉학회지, Vol.11 No.2	1996
키틴·키토산 기초와 약리	김세권 역	이화문화출판사	1997
류마티스성 관절염	장종호 저	화산문화	1997
키틴·키토산이야기	박원기 저	신광출판사	1998
몸 안의 활성산소를 제거하라	이영진 저	KBS문화사업단	1998
면역을 키워야 만성병이 낫는다.	김해용 저	도서출판 두리원	1999
우리나라 양봉농가의 프로폴리스 민간요법에 관한 조사연구	박형기	한국양봉학회지 Vol. 15 No. 2-04	2000
공중보건학	박홍현 저	광문각	2002
심층정보분석보고서 '키토산'	고병열, 김상우, 박영서	한국과학기술정보연구원 (KISTI)	2002
잘못된 식생활이 성인병을 만든다.	미국상원영양문제특별위원회 / 원태진 역	형성사	2003
평생 가정 건강 가이드(Complete Home Medical Guide)	영국의학협회 편저 / 서울대학교병원 역	정한PNP	2003
관절염 홈케어	이수곤 저	웅진지식하우스	2006
식탁 위의 비타민 미네랄 사전	최현석 저	지성사	2007
된장 인사이드	유미경 저	이담북스	2009
프로폴리스(Propolis)의 기능적 특성과 생산 이용방법	박형기	수원시농업기술센터	

염(炎)을 잡아야 류마티스(퇴행성) 관절염이 낫는다

1998년 1월 8일 초판 발행
2003년 6월 17일 12쇄 발행
2014년 7월 17일 2판 1쇄 발행
2022년 1월 8일 3판 1쇄 발행

지 은 이 | 김해용
펴 낸 이 | 남두이
펴 낸 곳 | 도서출판 두리원
등록번호 | 제11-89호(1997년 3월 24일)

주   소 | 부산광역시 금정구 중앙대로 2076-1
전   화 | 051. 864. 6007~8
팩   스 | 051. 864. 5025
지 은 이 | 051. 864. 7766

값 13,000원

* 이 책의 내용 중 일부 또는 전부를 이용하시려면 반드시 저자의 동의를 얻어야 합니다.
* 잘못 만들어진 책은 구입처에서 교환하여 드립니다.
* 필자와의 협의에 따라 인지는 붙이지 않습니다.